Gymnastik in der
Schwangerschaft

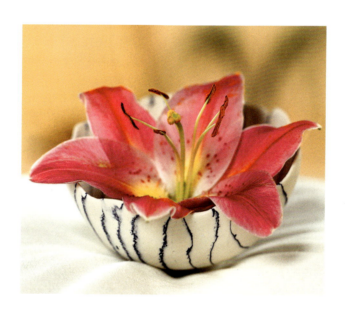

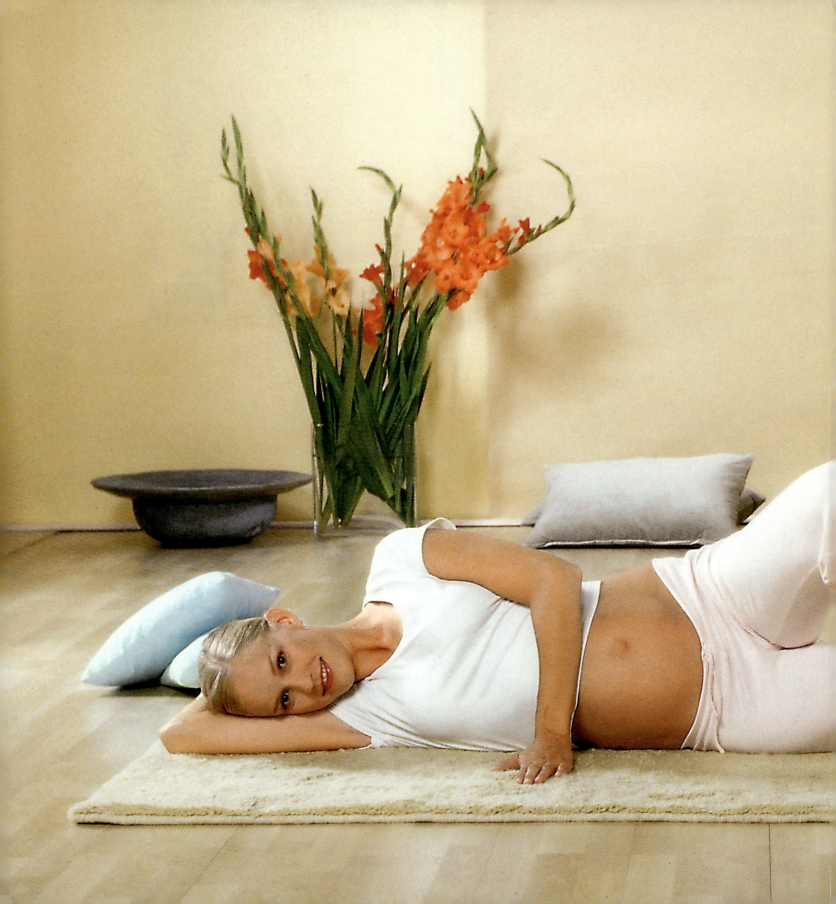

Miriam Wessels/Heike Oellerich

Gymnastik in der Schwangerschaft

Mit Übungen zur Rückbildung

blv

Gymnastik in der Schwangerschaft

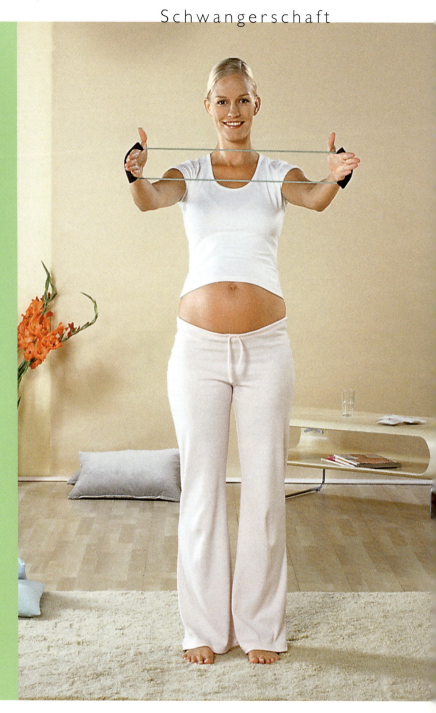

6 Einleitung

8 In anderen Umständen

10 Die wundersame Wandlung

12 Die Seele im Gleichgewicht

14 Herz an Herz

23 Goldene Regeln

26 Hitliste der Sportarten

30 Das Baby isst mit!

34 Starkes Auftreten

36 Bewegung im Auge behalten

40 Am Anfang steht der Stand

42 Kräfte mobilisieren

66 Ausgedehntes Finale

Inhalt

78 Neue Zeiten

80 Mutter sein – Frau bleiben!

84 Zurück zur Zukunft

86 Beckenbodentraining

96 Fitness mit Programm

98 Aus der Ruhe kommt die Kraft

104 Bewegung macht beweglich

110 Zur Ruhe kommen

116 Ein starker Halt

120 Muskeln mit Köpfchen

124 Begriffserklärungen

125 Register

126 Literatur

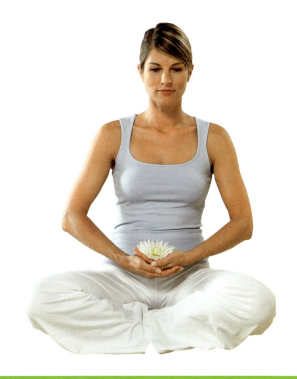

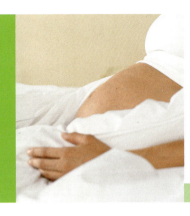

Einleitung

In der Schwangerschaft vollbringt eine Frau eine großartige Leistung, wenn sie einen Teil ihrer Kraft dem wachsenden Kind zur Verfügung stellt. Sport als Spiel und nicht als verbissene Sache betrieben, kann das seelische und körperliche Wohlbefinden einer Schwangeren verbessern und unangenehme Schwangerschaftsbeschwerden lindern. Viele Sportarten können in Abstimmung mit dem Arzt oder der Hebamme in einer unkomplizierten Schwangerschaft bis zum 9. Monat ausgeübt werden. Ausgebildete Trainer und Sportpädagogen können dabei helfen, dass die Frau ihre körperlichen Grenzen im Eifer nicht überschreitet und die Bedürfnisse des Kindes beachtet werden.

Auch nach der Geburt kann Sport dazu beitragen, dass eine Frau sich trotz der Anstrengungen durch das Stillen gesünder und frischer fühlt. Jeder Frau ist zu wünschen, dass sie die Zeit und Muße hat, ihren Körper bei der Rückbildung der Schwangerschaftsveränderungen mit Sport zu unterstützen.

Dr. Manfred Stöckemann
Gynäkologe, Hamburg

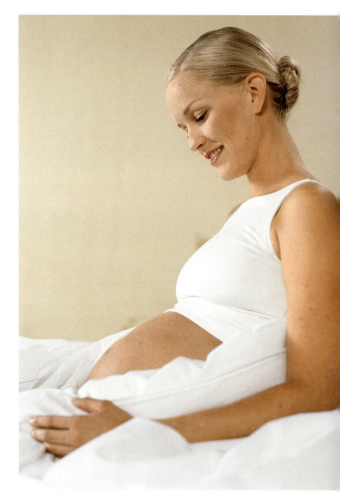

EINLEITUNG

Ich bin schwanger!

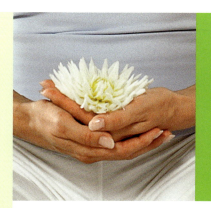

Mein Leben und mein Körper werden sich verändern! Aber wie?
Was die Veränderungen in Ihrem Leben betrifft, können wir keine Prognose stellen. Aber was mit Ihrem Körper passiert, versuchen wir gerne Ihnen nahe zu bringen.
In einigen »Selbstversuchen« (zusammen 7 Kinder) haben wir die Vorzüge, die Sport mit sich bringt, während der Schwangerschaft, der Geburt und der Zeit danach ausgiebig erlebt.
Eine gute vielschichtige Ausbildung sorgt für den theoretischen Hintergrund und ermöglicht so eine umfassende Beratung.
Wir stellen immer wieder fest, dass auf Schwangere diesbezüglich weitgehend nicht eingegangen wird. Die Frauen sind auf sich gestellt und werden häufig aus Zeitmangel von Ärzten und Hebammen einseitig informiert. Denn Zeit braucht man, um dem sportlichen Aspekt in der Schwangerschaft gerecht werden zu können.
Es bleiben dann die separat angebotenen Kurse für Schwangerschaftsgymnastik, Geburtsvorbereitung und Schwangerenyoga, in denen man sich eigentlich erst im 3. Schwangerschaftsdrittel wohl fühlt.
Die bewusste Schwangerschaft beginnt aber meist schon um die 6. Woche. Äußerlich ist dem Körper die Schwangerschaft noch nicht anzusehen, innerlich läuft er schon auf Hochtouren!

Genauso wie der Körper sich an die neue Situation anpasst, sollten Sie Ihre sportliche Betätigung angleichen! Von Anfang an.
Regelmäßige Bewegung trägt dazu bei Stress vorzubeugen, chronische Verspannungen abzubauen und die Wirbelsäule zu schützen, so dass sich der Körper problemlos auf die Schwangerschaft einstellen kann.
Es gibt unzählige Möglichkeiten sich sportlich zu betätigen und jede Frau hat ihr persönliches Leistungsniveau. Deshalb setzen wir uns mit den grundsätzlichen physischen Abläufen auseinander und nicht mit jeder einzelnen Sportart. Das Wissen um die schwangerschaftsbedingten Veränderungen ist die wichtigste Voraussetzung für ein individuell angepasstes Bewegungskonzept.
Deshalb werden bewusst die meisten Körpersysteme separat dargestellt, obwohl Bewegung immer ein Zusammenspiel des ganzen Körpers bedeutet.
Bei den angebotenen Übungen liegt das Augenmerk auf der korrekten Ausführung. Besonders in der Schwangerschaft können falsch ausgeführte Bewegungen mehr schaden als nutzen.
Die Fürsorge, die Sie sich selbst angedeihen lassen, und die Zeit, die Sie den Aktivitäten zur Förderung Ihrer seelischen Harmonie, Ihres Selbstvertrauens und Ihrer Gesundheit widmen, kommen letztlich auch Ihrem Baby zugute.

8

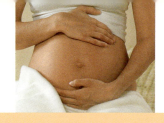

In anderen Umständen

Die Veränderungen in der Schwangerschaft

IN ANDEREN UMSTÄNDEN 9

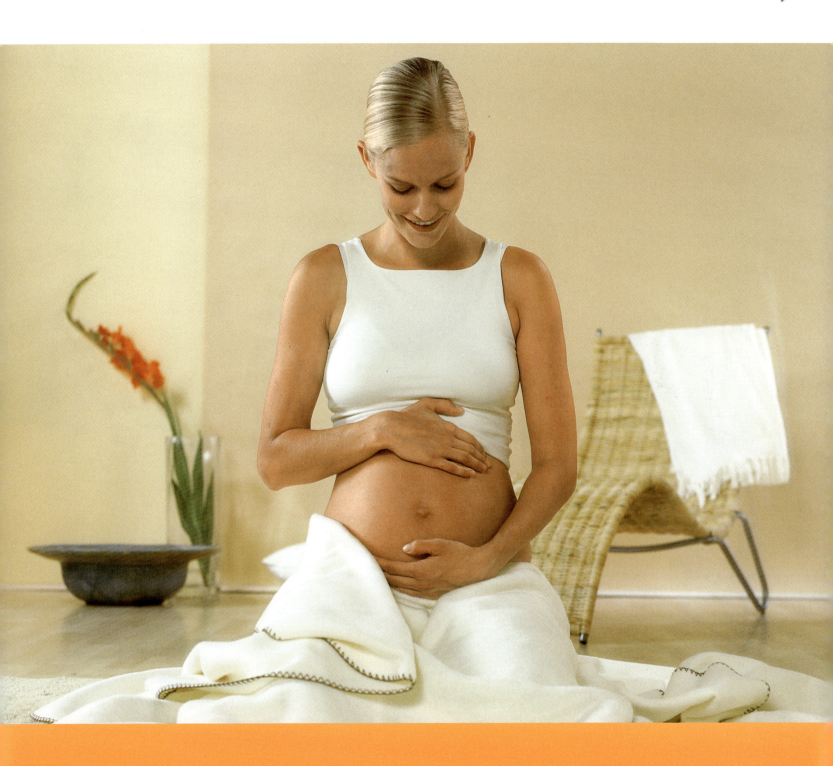

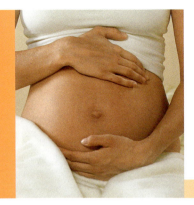

Die wundersame Wandlung

Die Veränderungen in der Schwangerschaft

Sobald die Eizelle befruchtet und unversehrt in die Gebärmutter gewandert ist, beginnt der gesamte weibliche Organismus die Schwangerschaft zu stabilisieren. Sie bemerken dies konkret zum Beispiel durch Brustspannen oder Übelkeit. Manchmal ist es aber auch nur ein Gefühl, dass etwas im Körper passiert. Im Großen und Ganzen bleibt die Umwelt noch unwissend. Bis man Ihnen die Schwangerschaft deutlich ansieht, vergehen noch mehrere Wochen. (Einige Frauen tragen ihre gewohnte Kleidung bis zum sechsten Monat, andere benötigen schon Anfang des dritten Monats Umstandshosen.)
Viele Paare möchten die gute Nachricht ohnehin erst verkünden, wenn die kritische Phase der Stabilisierung vorüber ist.
Ab dem Zeitpunkt der Zeugung jedoch arbeitet es in Ihnen bereits ohne Pause.
Das Herz-Kreislauf-System, die Atmung, die Sauerstoffaufnahme, der Stoffwechsel, der Wasser- und Mineralhaushalt, der Hormonhaushalt, der Genital-, Bauch- und Beckenbereich, der Bewegungsapparat, die Wärmeregulation, der gesamte Körper verändert sich. Sogar das Herz verändert in der Spätschwangerschaft geringfügig seine Lage.
Viele dieser Prozesse verlaufen zwar weitgehend unbemerkt, lösen aber Reaktionen aus, die Sie in Ihrem Alltag beeinträchtigen. Allgemein fasst man dies als Schwangerschaftsbeschwerden zusammen. (An dieser Stelle sei gesagt, dass es auch durchaus positive Auswirkungen gibt: Die erhöhte Ausschüttung von körpereigenem Kortison bewirkt eine glatte, reine Haut und die bessere Dehnfähigkeit der Muskeln kommt Yoga-Übungen zugute.)
Vom ersten Tag der Schwangerschaft an kann man seinen Organismus unterstützen. Dabei hilft es, diese Veränderungen und insbesondere deren Sinn zu verstehen. Wenn Sie wissen, warum Ihr Körper zur Zeit diese Unannehmlichkeiten zeigt, ändert sich wahrscheinlich Ihre Einstellung dazu und Sie sehen das Ganze positiver. Viele gut gemeinte Ratschläge und Warnungen können Sie mit diesem Wissen um die Zusammenhänge besser beurteilen. Zum Beispiel heißt es: Bitte nichts heben! Gemeint ist, dass der Beckenboden durch die Anstrengung des Hebens zusätzlich belastet wird. Ein Nachgeben der Beckenbodenmuskulatur führt zu Frühgeburten, Senkungen und Inkontinenz. Spannen Sie aber während der Belastung die Beckenbodenmuskulatur an und führen Sie die Hebebewegung langsam und in korrekter Haltung aus (mit aufrechtem Oberkörper aus den Knien heraus), dann kann Ihnen und dem Baby nichts passieren. Zur Kontrolle horchen Sie in sich hinein, ob Sie sich im Beckenbodenbereich »geschlossen« fühlen.

IN ANDEREN UMSTÄNDEN

Diese Eigenverantwortlichkeit erlangen Sie schlicht durch Wissen: Gefahr erkannt, Gefahr gebannt.
Mit gestärkter Psyche und fundierter Kenntnis können Sie nun gezielt unterstützend, entgegenwirkend oder ausgleichend tätig werden. Dies passiert durch ein angemessenes Bewegungsprogramm, denn Schwangerschaft und Ausdauersport lösen zum Teil vergleichbare Vorgänge im Körper aus und unterstützen sich gegenseitig. Schwangerschaftsveränderungen können bei einem untrainierten, nicht bewegten Körper zu einer starken Belastung führen und unangenehme Nebenwirkungen wie Übelkeit oder Luftmangel hervorrufen. Durch geeigneten Sport kann die Veränderung und deren Wirkung besser verarbeitet werden. Aber nicht nur zum Ausgleich der Beschwerden sollten Sie sich bewegen, Sport unterstützt in jedem Fall den optimalen Verlauf einer intakten Schwangerschaft. Allgemeine Fitness und Wohlbefinden steigern die Lebensqualität.
Diese Kenntnisse nützen Ihnen auch nach der Geburt bei der Rückbildung. Sie können Ihrem Organismus helfen, sich wieder komplett auf »nicht schwanger« umzustellen. Das wird Ihnen Ihr Körper bis ins hohe Alter danken. Denn dann werden oft erst die Spätfolgen eines versäumten Trainings bemerkt. Das gilt speziell im Falle mehrerer Schwangerschaften. Der Beckenboden und die eng mit seiner Funktion verbundenen Muskelgruppen, wie die Rücken-, Gesäß- und Bauchmuskulatur bauen altersbedingt ihre Belastbarkeit ab. Dem kann man durch eine gewissenhafte Rückbildung und einem durchgängig guten Umgang mit seinem Körper vorbeugen.
Also nutzen Sie die Gelegenheit jetzt schon dafür zu sorgen, dass Sie eine fitte Großmutter werden!

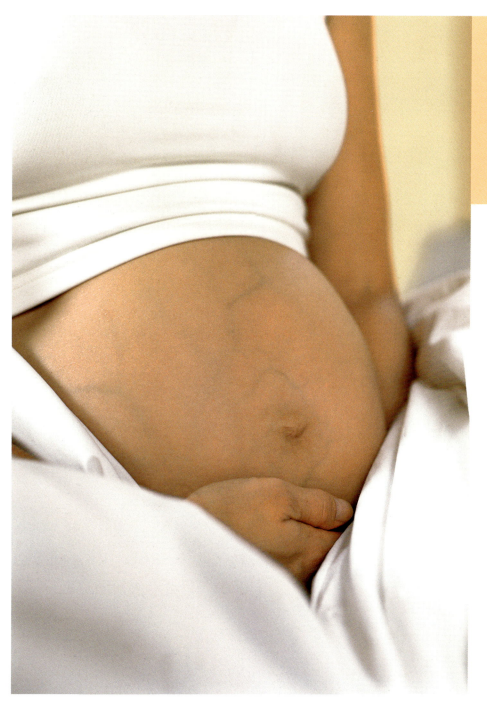

Durch Ihr Wissen können Sie sich sicher fühlen.

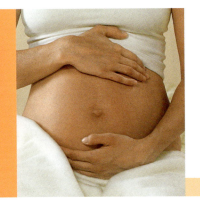

Die Seele im Gleichgewicht

Ausgeglichen durch die Schwangerschaft

Ein Baby wächst in Ihnen heran und lässt ein ganz neues Lebensgefühl entstehen!
Mit der Gewissheit einer Schwangerschaft überwältigt Frauen häufig eine große Vorfreude auf das Kind und damit eine Glückseligkeit. Die schwangere Frau sieht sich aber auch mit den Aufgaben und Problemen der Mutterrolle konfrontiert. Wächst mein Baby gesund in mir heran? Gebe ich ihm jetzt schon alles Wichtige mit auf den Weg? Verhalte ich mich richtig? Schaffe ich das? Sind wir wirklich bereit dafür? Was wird sich alles ändern?

Die Frühschwangerschaft

In der Frühschwangerschaft können auch bei einer stabilen und gesunden Frau Verlustängste in Bezug auf ihre Figur und ihre Attraktivität auftreten. Der Körper stellt sich bei der einen Frau weniger, bei der anderen stärker auf die Schwangerschaft ein. Dies kann zu erheblichen Stimmungsschwankungen, Schwäche- und Schlappheitsgefühlen führen. Übelkeit und Erbrechen können ebenso zu diesem Symptomkreis gezählt werden.

Das 2. Drittel der Schwangerschaft

Im 2. Schwangerschaftsdrittel nimmt der allgemeine vitale Antrieb wieder zu. Die Stimmungsschwankungen können jetzt jedoch ins Extrem gehen, von der Euphorie bis zur Depression. Trotzdem ist diese Phase oft die einfachste der gesamten Schwangerschaft. Die ersten Anpassungsschwierigkeiten sind überwunden. Die Umwelt sieht dem Körper nun endlich die Schwangerschaft an.

Das 3. Drittel der Schwangerschaft

Die Spätschwangerschaft ist meist geprägt von den Gefühlen der Unförmigkeit, des Eingeengtseins und der Trägheit. Der Bauch schränkt die Bewegungsfreiheit ein. In dieser Phase treten Ängste auf, vor der Geburt und auch davor, der neuen Rolle als Mutter nicht gewachsen zu sein. Erst kurz vor der Entbindung wird die werdende Mutter zunehmend ungeduldig und unruhig. Sie kann es kaum mehr erwarten, ihr Baby nun endlich im Arm zu halten.

Die Geburt

Für die Geburt ist das Bewegungstraining in der Schwangerschaft mehrfach auch eine mentale Stütze. Die verbesserte Körperwahrnehmung hilft der Gebärenden ihre Kraft gezielt zu nutzen, an Grenzen zu gehen und sie zu überschreiten. Die automatisierte tiefe Atmung, auch bei Anstrengung, und die erlernte bewusste An- und Entspannung tragen entschieden zur aktiven Mitarbeit und somit zu einer leichteren Geburt bei.

Das Wochenbett

Ein Körper, der an das Auf und Ab eines ganzheitlichen Bewegungskonzeptes gewohnt ist, toleriert den Hormonabfall, den wenigen Schlaf, die psychische Verantwortung und die Umstellung des Lebensrhythmus leichter. Es scheint eher eine Herausforderung als eine Belastung, auf die man gespannt sein darf. »Man wird das Kind schon schaukeln!« Der »Babyblues« fällt sanfter aus oder bleibt ganz fern. Jede Mutter wüscht sich eine schnelle Regeneration. Eine Zufriedenheit mit dem Körper sorgt für seelischen Ausgleich. Dazu gehört nicht nur die äußerliche Figur, sondern ganz besonders auch das Gefühl, dass sich der Beckenboden und die Bauchdecke schnell wieder schließen und die inneren »Verletzungen« heilen. Da der Körper Belastungen ausgleichen kann, erholt er sich schneller und die junge Mutter kann bald wieder am »normalen« Leben teilhaben.

Sport als Ausgleich

Sportliche Bewegung vermittelt Spaß und eine positive Lebenseinstellung. Spannungen und Ängste lösen sich. Sie können sozial aktiv sein und in Ihrer eventuell bestehenden Sportgemeinschaft integriert bleiben. Die Zeit, die Sie dem Sport widmen, ist eine Auszeit vom Alltag und unterstützt Sie in Ihrem Bedürfnis etwas für sich zu tun. Außerdem können Sie besser zum eigenen Körper stehen, der zwar dicker, schwerer und unförmiger wird, aber dennoch beweglich und kraftvoll bleibt. Voraussetzung für diesen Einklang von Körper, Geist und Seele ist natürlich: kein Leistungsdruck!
Wissenschaftler schätzen den psychischen Effekt sportlicher Aktivitäten in der Schwangerschaft als sehr hoch ein: Die Frauen entwickeln mehr Selbstbewusstsein, sie fühlen sich den Veränderungen, die auf sie zukommen werden, nicht ausgeliefert. Sie haben oft weniger Angst vor der Geburt, weil sie nicht nur gelernt haben, ihre Muskeln zu gebrauchen, sondern weil sie auch gut entspannen können. Das macht die Entbindung häufig leichter.

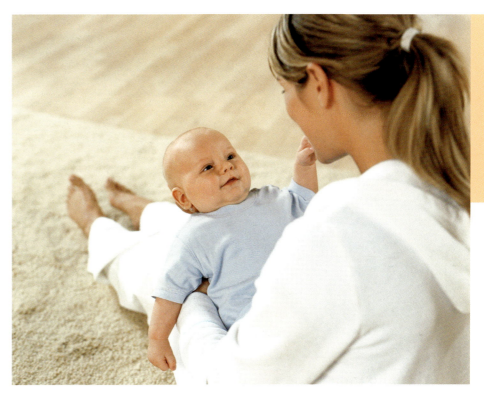

Von Angesicht zu Angesicht – Augen voller Vertrauen

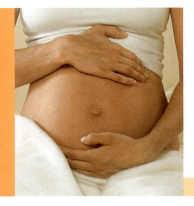

Herz an Herz

Der gesamte Organismus arbeitet mit

Das Herz-Kreislauf-System

Dieses System muss jetzt rund ein Viertel mehr Arbeit leisten als vorher. Es stellt sich somit auf Hochleistung ein, um die Plazenta und das Kind ausreichend mit Sauerstoff, Nähr- und Aufbaustoffen zu versorgen.
Durch Ausdauertraining wird die Leistungsfähigkeit des Herz-Kreislauf-Systems und damit auch das körperliche Wohlbefinden verbessert. Die sportlich Aktive bleibt, in Relation zur Untrainierten, trotz hoher und besonders langer Belastungsintensität unterhalb ihrer körperlichen Belastungsgrenze.
Haben Sie Probleme mit dem Kreislauf? Bewegen Sie sich, auch wenn Sie sich schlapp fühlen! Denn dann kommt ein zu niedriger Blutdruck in Schwung und eine damit einhergehende Übelkeit bleibt eventuell ganz aus. Durch die Leistungsverbesserung des Herz-Kreislauf-Systems wird auch der Fötus von vornherein besser mit Blut und Sauerstoff versorgt.

Das Herz

Das Herz schlägt um 20 bis 40 Prozent schneller. Schon bei leichter körperlicher Beanspruchung erhöht sich das Minutenvolumen mit leicht hektischem Rhythmus. Das an eine Beanspruchung gewohnte Herz erhöht dagegen gleichmäßig sein Schlagvolumen und bewirkt dadurch eine Steigerung der Sauerstoffaufnahmefähigkeit.
Da das Herz bis zum Ende der Schwangerschaft 1,5 bis 2 Liter mehr Blut durch den Körper pumpen muss, unterstützt ein durch Ausdauertraining vergrößertes Herz diesen Vorgang. Dies begünstigt die Versorgung der arbeitenden Muskeln und der Gebärmutter mit mehr Blut und Sauerstoff.

Die Gefäße

Die Gefäße verändern sich, der periphere Gefäßwiderstand nimmt ab. Die daraus resultierende Erweiterung der Gefäße, besonders in den Venen der Beine, begünstigt Krampfadern und Hämorrhoiden, da der Rückfluss gegen die Schwerkraft verläuft. Durch Sport werden die Gefäßwände stabilisiert, so dass der venöse Rückfluss sich deutlich verbessert. Der Neigung zu Krampfadern und Hämorrhoiden wird entgegengewirkt.

Der Blutdruck

Der Blutdruck sinkt und erreicht seinen Tiefpunkt zur Schwangerschaftsmitte hin. Mit einer regelmäßigen sportlichen Bewegung wird er optimiert. Das in diesem Zu-

IN ANDEREN UMSTÄNDEN

sammenhang vermehrte Blutvolumen maximiert die Sauerstoffaufnahme und die Sauerstofftransportfunktion des Blutes.

Ein aktiver Körper produziert weniger Laktat (Stoffwechselprodukt, das Muskelkater verursacht) und schiebt die allgemeine Ermüdungsgrenze hinaus. Daher ist der Körper der Schwangeren belastungsfähiger und die Frau fühlt sich fitter bzw. weniger müde als eine untrainierte Schwangere.

Die Luft zum Atmen

Bereits im zweiten Schwangerschaftsdrittel vermindert sich die Atmungseffektivität. Die Atmung verläuft schwerfälliger, jedoch nicht unbedingt schneller. Die Folge ist eine Erhöhung des Atemvolumens und eine Verringerung der Atemreserve. Zudem benötigt der Körper einen zusätzlichen Sauerstoffbedarf von 20 Prozent.

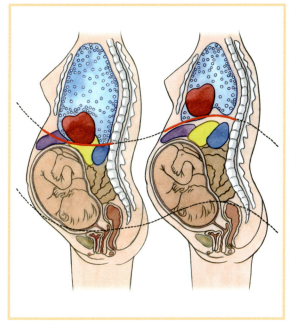

In den letzen drei Schwangerschaftsmonaten wird das Zwerchfell durch den vergrößerten Uterus und die Lageveränderung der Organe nach oben gedrückt. Die Folgen sind eine Verzerrung des Brustkorbes und eine Einengung der Lungenflügel. Die Rippen weichen nach vorn und seitlich aus. So beginnt die Schwangere mehr und mehr lediglich in den Brustkorb ein- und auszuatmen.

Da Muskeln ausreichend Sauerstoff benötigen, um produktiv zu arbeiten, sollten Sie darauf achten, zwischenzeitlich so tief wie möglich in den Bauch zu atmen, um das Baby noch besser zu versorgen.

Leichtes Ausdauertraining hilft

Durch Ausdauertraining kann man eine Anpassung im Atmungsbereich hervorrufen. Ein maßvolles Training verringert die Häufigkeit der Atmung (Atemfrequenz) und erhöht die Atemreserve. Die Schwangere kommt auch bei alltäglichen Belastungen nicht so leicht aus der Puste. Der Brustkorb verbreitert sich und die Atemmuskulatur verstärkt sich. Da eine trainierte Lunge ein größeres Volumen aufweist, kann die Schwangere die Verringerung der Atmungseffektivität besser kompensieren. Ein durch Bewegung flexibler Körper kann die Ausbreitung und Verlagerung der Organe besser tolerieren. Durch Training ist der 20-prozentige Mehrbedarf an Sauerstoff während der Schwangerschaft leichter bereitzustellen, denn der trainierte Körper verfügt über eine schnellere und größere Sauerstoffaufnahmefähigkeit als ein untrainierter. Total übertriebenes Training vermindert allerdings die Energieversorgung des Babys. Sie werden vielleicht mit den hohen Anforderungen fertig, aber reicht es auch noch für Ihr Baby? Die Sauerstoffversorgung der Mutter wird zuerst gewährleistet, dann kommt das Baby.

Organverlagerung bei der
Ein- und Ausatmung

Beachten Sie bei sportlichen Aktivitäten, dass die Blutdruckobergrenze von 140/90 mmHg nicht überschritten werden darf. Ein zu hoher Blutdruck gefährdet auf Dauer das Kind.

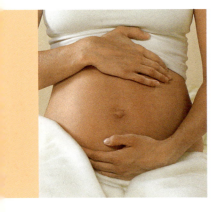

Ein Haushalt auf Touren

Mutter und Kind haben einen eigenen, unabhängigen Blutkreislauf zwischen denen die Austauschprozesse stattfinden. Die Plazenta sorgt dafür, dass das Kind ausreichend mit Nährstoffen und Flüssigkeit versorgt wird und Abfallprodukte zur Mutter zurückgeführt werden.
Es werden Nährstoffe und Flüssigkeit aus dem Blut der Mutter gewonnen, ohne dass das Blut der Mutter an sich in den Fötus gelangt. Dieser Flüssigkeitsaustausch beträgt zum Ende der Schwangerschaft ca. 4 Liter Flüssigkeit pro Stunde.
Viele Frauen haben in der Schwangerschaft eine leicht erhöhte Körpertemperatur, hervorgerufen durch das Hormon Progesteron. Um das Baby vor großen Temperaturschwankungen zu schützen, schafft der Körper einen Wärmepuffer, indem er vermehrt Flüssigkeit im Bindegewebe aufnimmt. Somit ist jedoch die Fähigkeit des Körpers Hitze abzugeben neu reguliert. Der Fötus stellt eine zusätzliche Wärmequelle dar. Und auch durch die Steigerung des Grundumsatzes ergibt sich ein erhöhtes Maß an stoffwechselbedingter Wärme.
All dies bewirkt, dass die Schwangere schneller zu schwitzen beginnt als vorher und trotzdem im Verhältnis weniger Wärme nach außen abgeben kann.
Insgesamt nimmt der Körper einer Schwangeren durchschnittlich 6 Liter Flüssigkeit zu, so dass eine unbedenkliche Schwangerschaftsanämie (Eisenmangel) eintreten kann. Die Eisenmenge im Blut bleibt zwar zunächst unverändert, jedoch hat sich durch die Verwässerung der Anteil pro Liter Blut verringert. Trotzdem benötigt der Körper zusätzlich Eisen sowie Calcium, Magnesium, Zink und Vitamine.
Damit der Organismus die verbrauchten Mineralstoffe wieder ersetzen kann, ist eine vitamin- und mineralstoffhaltige Ernährung von großer Wichtigkeit. Zum Ausgleich des Wasserhaushaltes bedarf es einer ausreichenden Flüssigkeitsaufnahme vor, beim und nach dem Training, zum Beispiel durch Mineraldrinks oder Saft/Wasser-Gemische.

Positive Wirkungen von Bewegung

Wenn Sie regelmäßig Sport treiben, ist Ihr trainierter Körper daran gewöhnt, entleerte Energiedepots schneller und effektiver wieder aufzufüllen. Die Aktivität der Enzyme verbessert sich allgemein und im Besonderen in den Muskeln, die beansprucht werden.
Zwar steigt der Grundumsatz an Kalorien bei der Mutter um 20 bis 30 Prozent, aber es kommt natürlich auf die Qualität der Nahrungsmittel an. Um gesund zuzunehmen, hilft ausreichend Bewegung. Da durch Sporttreiben Glukose (Zucker) und Fette schneller und ökonomischer verstoffwechselt werden, lagern sich weniger Fettdepots ab und das Körpergewicht nimmt lediglich so viel wie individuell nötig zu. Dies wirkt sich positiv auf die Halte- und Stützmuskulatur des Körpers aus.
Bei aller Sorge um die Figur dürfen Sie nicht vergessen: Ihre persönliche angemessene Gewichtszunahme ist Ihre Energiereserve für die Stillzeit!
Um sich auf die Geburt vorzubereiten, lockert sich das Bindegewebe durch vermehrte Flüssigkeit auf. So treten etwa bei der Hälfte aller Schwangerschaften Wassereinlagerungen in unbedenklicher Form auf, besonders in den Beinen. Die durch die Schwangerschaft entstehende Behinderung des Wasserrückflusses, besonders aus der unteren Körperhälfte, wird durch Bewegung ausgeglichen. Es entsteht aber auch ein Nebeneffekt: eine Durchsaftung und Aufweichung in der Muskulatur, den Bändern und Sehnen. Die Stabilität der Gelenke lässt nach und die Verletzungsgefahr erhöht sich.
Wenn Sie dies bei der Auswahl Ihrer sportlichen Betätigungen beachten, können Sie risikolos durch Sport Wassereinlagerungen (Ödemen) vorbeugen oder diese vermindern.

Sehen Sie von einem übertriebenen Training und extrem langen Aufenthalten in hohen Temperaturen ab, damit eine Überhitzung Ihres Kindes vermieden wird.

Tanz der Gefühle

Mit der Befruchtung der Eizelle verändern sich im Organismus der Frau eine Vielzahl von Funktionen. Diese Prozesse sind hormonell bedingt. Das Gelbkörperhormon Progesteron wird in den Eierstöcken (Ovarien) produziert, um die Schwangerschaft, besonders in den ersten vier Monaten, zu stabilisieren. Für die weitere Erhaltung der Schwangerschaft ist das in der Plazenta gebildete Gestagen zuständig. Andere Plazentahormone vergrößern das Drüsengewebe der Brüste, das sich jetzt auf die Produktion von Muttermilch umstellt.

Um dem Baby Platz im Körper der Mutter zu schaffen und den späteren Geburtsweg zu erleichtern, bewirkt Relaxin eine Auflockerung und Aufweichung aller Muskel- und Gewebestrukturen.

Im Allgemeinen bedingen Hormone eine Weitstellung der Blutgefäße. Die Folge können Krampfadern und Hämorrhoiden sein.

Ebenso wirken sie auf den Harnleiter, dadurch gelangen Keime und Bakterien leichter in die Blase und können Harnweginfektionen auslösen.

Die jeweilige Ausschüttung der Hormone verläuft meist in Schüben, die größere Stimmungs- und Leistungsschwankungen hervorrufen können. Regelmäßige Bewegung fungiert als Ausgleich. Der Organismus kann sich den hormonellen Veränderungen schneller, besser und ökonomischer anpassen.

Der Körper wird durch die kontinuierliche Belastung durch den Sport an die veränderte Situation gewöhnt. Durch Sport können Sie die typischen Schwangerschaftsbeschwerden wie Schwindel, Übelkeit, Erbrechen und Brustspannen lindern.

Beachten Sie jedoch bei jeglicher Bewegung, dass wichtige Halte- und Stützfunktionen der Muskeln eingeschränkt sind. Bänder und Sehnen sind verletzungsanfälliger.

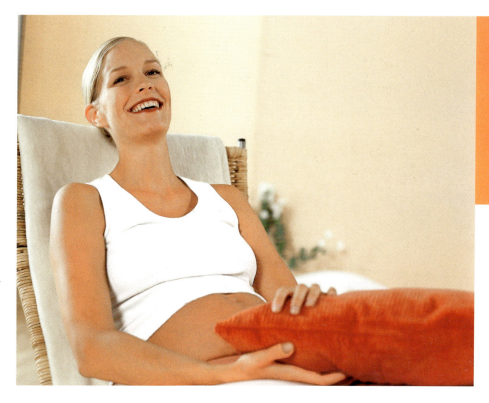

Wohlfühlen in der Schwangerschaft

Haltung bewahren!

Mangel an Bewegung verursacht bzw. verschlimmert Rückenschmerzen und Haltungsschäden. Hinzu kommen die für die Schwangerschaft typische vermehrte Durchblutung, die hormonelle Umstellung und die Gewichtszunahme. Alles in allem findet eine Veränderung im Bereich der Gelenke und Muskeln, also dem gesamten Halte- und Stützgewebe des Körpers, statt.

Sport wirkt dem entgegen. Eine regelmäßige Bewegung aller großen Muskelgruppen aktiviert die Gelenkschmiere. Muskuläre Dysbalancen werden ausgeglichen und der Alltag kann mit einer aufrechten Haltung besser bewältigt werden.

Die Grundspannung der Muskulatur (Muskeltonus) lässt nach, Muskeln und Bänder weichen auf und lockern sich.

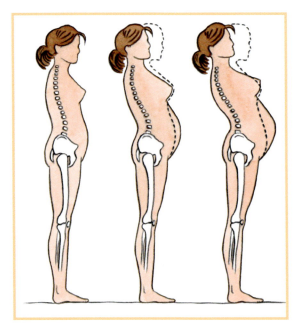

Verlagerung des Körperschwerpunkts in der Schwangerschaft

Die verminderte Halte- und Arbeitsfähigkeit aller Muskeln und Bänder zeigt sich besonders beim Bauch, Rücken, Beckenboden und bei den Beinen. Es entsteht eine bandscheibenbelastende Haltung wie zum Beispiel Hyperlordose (Hohlkreuz).

Sportliche Aktivitäten helfen

Aktivität verbessert die Arbeitsfähigkeit der Muskeln. Sie können mehr Sauerstoff aus dem Blut aufnehmen und Abbauprodukte in größeren Mengen ins Blut abgeben. Der trainierte Bewegungsapparat gewährleistet eine Umwälzung des Blutes. Wassereinlagerungen sowie Stoffwechselprodukte werden leichter abgebaut.
Eine kräftige Rückenmuskulatur lässt die Schwangere trotz vergrößerter Brust und vermehrtem Bauchumfang weiterhin gerade und aufrecht gehen. Regelmäßige Gymnastikübungen für die Beine unterstützen durch die Muskelanspannung den Blutfluss und beugen Krampfadern (Varizen) vor.

Veränderte Statik

Beim Sport ist zu beachten, dass sich die Statik im Körper verändert hat. Die Auflockerungen und die Gewichtszunahme bedingen meist eine ausgleichende Mehrarbeit von anderen Muskelgruppen, insbesondere der Rückenstrecker. Die jetzt stärker beanspruchten Muskelgruppen ermüden rascher und neigen vermehrt zu Verkrampfungen. So kann es bei Überbelastung zu einer Überdehnung der Bänder kommen. Schmerzhafte Beschwerden in den Leisten und im Kreuzbein, später in den Kniegelenken, den Füßen und sogar Schultern können auftreten.
Nach der Entbindung des ersten Kindes treten die körperlichen Belastungen durch die Schwangerschaft häufig in den Hintergrund (was nicht heißt, dass sie nicht mehr bestehen). Erst nach dem zweiten und dritten Kind werden Beschwerden dominanter und können nicht mehr ausgeglichen werden. Somit ist gezielter Sport nicht nur während der aktuellen Schwangerschaft von Bedeutung, sondern sollte auch als vorbeugende Maßnahme gelten.

Das Becken, die Wiege des Kindes

Um der Dehnungsbeanspruchung während der Geburt gerecht zu werden, lockern sich die sonst fest gefügten Beckengelenke auf. Diese hormonell bedingte Lockerung, zum Beispiel des Darmbein-Kreuzbein-Gelenkes, kann einen Druckschmerz auf die Fuge zwischen den Schambeinen (Symphyse) entstehen lassen und starke Kreuzschmerzen verursachen.
Obwohl die Beckenboden- und Bauchmuskulatur im Laufe der Schwangerschaft immer mehr nachgibt, muss diese am meisten beanspruchte Muskulatur weiterhin ihre Haltefunktion erfüllen.

IN ANDEREN UMSTÄNDEN

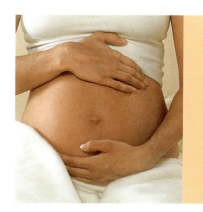

Die Muskelfasern der Gebärmutter verdicken sich und werden dehnungsfähiger. Es bilden sich mehr Blutgefäße in der Gebärmutter, so dass die Durchblutung dort und in den Beckenorganen zunimmt. Das Gewicht der Gebärmutter steigt am Ende der Schwangerschaft von normalerweise 40 bis 70 Gramm auf 1000 bis 1500 Gramm. Deshalb wächst der Uterus aus dem kleinen Becken in die Bauchhöhle nach oben und reicht am Ende der Schwangerschaft mit der Oberkante der Gebärmutter (Fundus) bis zum Rippenbogen.

Durch das Hormon Relaxin kommt es auch zu einer Verminderung der Aktivität von Magen, Gallenblase, Dünn- und Dickdarm. Als Folge können Verdauungsbeschwerden auftreten, insbesondere Verstopfungen.

Adäquate Muskelkräftigung unterstützt die Haltemuskulatur von Rücken, Bauch und Beckenboden. Sie beugt einer Schädigung der Bandscheiben, des Nabels, der Symphyse und des Beckenbodenbereichs vor.

Kraftvolle Bauch- und Beckenbodenmuskeln wirken auf das Becken stabilisierend.

Aus dem Bauch heraus

Die Bauchmuskulatur muss den vorwölbenden Bauch während der Schwangerschaft stützen. Die von oben nach unten verlaufenden geraden Bauchmuskeln werden auseinander geschoben, da Platz für das Baby geschaffen werden muss. Je größer das Baby wird, desto größer ist die Gefahr von Symphysenschmerzen oder einem Bauchnabelbruch (zum Beispiel durch zu schwache oder überdehnte Bauchmuskulatur).

Die quer verlaufende Bauchmuskulatur hält die Bauchorgane wie ein breiter Gürtel zurück. Sie sind auch der »Geburtsmuskel«, der beim Pressen die meiste Arbeit leisten muss. Die diagonal verlaufende Muskulatur hält die Frau in einer aufrechten Position.

Eine schon vor der Schwangerschaft antrainierte Muskulatur ist in der Schwangerschaft von Vorteil, weil in dieser Zeit die Muskelkraft nur erhalten und nicht gesteigert werden sollte.

Eine gut trainierte, diagonal laufende Bauchmuskulatur hält den Bauch an der weißen Linie (linea alba) zusammen und schützt ihn vor dem Auseinanderweichen der geraden Bauchmuskeln (Rektusdiastase) und die Symphyse (Knorpel zwischen den Schambeinen) vor dem Reißen. Durch Anregung der Bauchmuskulatur verbessert sich die Aktivität des Magens, der Gallenblase, des Dünn- und Dickdarms, so dass Verdauungsprobleme weitgehend verhindert werden können. Hinsichtlich der Bauchmuskeln gilt es diejenigen Frauen zu motivieren, die bisher ihre Bauchmuskulatur nicht gekräftigt haben, und die zu bremsen, bei denen die intensive Bauchmuskelkräftigung Bestandteil des Trainings war.

Aktivieren Sie durch leichtes, statisches Training in Verbindung mit der Anspannung der Beckenbodenmuskulatur Ihre Bauchmuskeln. Das erreichen Sie bereits mit Einsetzen der Körperspannung, die für jede sportliche Übung Ausgangsposition ist. Um Ihre Bauchmuskeln zu unterstützen, kräftigen Sie während der Schwangerschaft besonders die Rücken-, Gesäß- und Oberschenkelmuskulatur.

Erfahrene Hebammen und Krankengymnastinnen warnen vor herkömmlichen Bauchmuskelübungen während der Schwangerschaft. Sie können zu einem zu hohen Druck im Bauchraum und einer Senkung der Beckenbodenmuskulatur führen. Frühzeitige Wehen und Blutungen können die Folge sein. Außerdem geben sie zu bedenken, dass die Bauchmuskeln sich in der Schwangerschaft dehnen sollen, um dem Baby Raum zu geben. Dies wird gleich zu Beginn einer Schwangerschaft deutlich, wenn die Taille dicker wird, ohne dass die Frau zugenommen hat, da das Relaxin sofort mit der Lockerung des Bindegewebes beginnt.

Wunderwerk Beckenboden

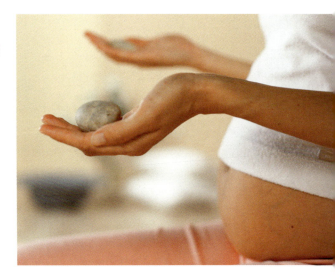

Die Beckenbodenmuskeln bilden den unteren Abschluss des Bauchraumes. Der gesamte Beckenboden fungiert wie ein breit aufgefächertes Netz.

In der aufrechten Haltung ruhen die Organe, die inneren Eingeweide, die Blase, der Darm und bei Frauen die Gebärmutter auf dem Beckenboden, der diese im Sinne einer Stütz- und Haltefunktion im kleinen Becken und Bauchraum mitträgt. Eine aktive Beckenbodenmuskulatur erfüllt neben der Haltefunktion noch viele weitere Aufgaben. Sie ist zuständig für eine gute Blutzirkulation und -zufuhr in den Genitalien. Dies ist besonders wichtig für die Regeneration nach der Entbindung. Auch die sexuelle Erregbarkeit wird gesteigert. Gleichzeitig ist der Beckenboden das Zentrum verschiedener mit diesen Eigenschaften verbundener Gefühle wie Lust, Kraft, Scham und Verletzung.

Der Beckenboden ist zuständig für das Öffnen und Schließen der Harnröhre, der Scheide und des Enddarmes. Die Blase und der Darm müssen entleert werden und die Scheidenöffnung muss beim Geschlechtsverkehr oder bei einer Geburt ausreichende Elastizität aufweisen.

Die unterschiedliche Neigung des Handgelenks zeigt deutlich den Stabilitätsunterschied.

Die drei Schichten des Beckenbodens sind fest miteinander verflochten.

Der Beckenboden besteht aus verschiedenen Muskelschichten, die den knöchernen Beckenausgang nach unten abschließen und entsprechende Öffnungen für Harnröhre, After und Vagina lassen. Diese haben eine Grundspannung, die durch die verschiedenen Belastungen im Leben jeder Person variiert. Bereits schlappe Muskeln werden durch die Schwangerschaft und Geburt noch weiter geschwächt.

Ein schwacher Beckenboden kann Ursache für Rückenschmerzen, Inkontinenz und Unterleibsbeschwerden wie Gebärmuttersenkungen sein. Daher ist es wichtig den Beckenboden bereits vor der Schwangerschaft zu trainieren, ihn während der neun Monate durch ein sanftes Training aktiviert zu halten und im Wochenbett seine Spannung zu erhöhen.

Um sich die Funktion des Beckenbodens besser vorzustellen, versuchen Sie folgendes Experiment: Stellen Sie sich Ihre offene Hand vor, wie sie die Gebärmutter trägt. Nun neigen Sie, die Finger voran, den Handteller immer weiter nach unten. Sie simulieren damit die Belastungsveränderung der fortschreitenden Schwangerschaft. Je überdehnter das Handgelenk wird, desto weniger stabil

IN ANDEREN UMSTÄNDEN

sind Sie in der Hand. Genau das passiert mit dem Beckenboden im Verlauf der Schwangerschaft.
Die Beckenbodenmuskulatur arbeitet eng mit der Bauch- und Rückenmuskulatur zusammen. Bänder und Bindegewebe, die die Organe in ihrer Stellung halten, unterstützen zusätzlich. Wenn in diesem Gefüge ein Ungleichgewicht (wie zum Beispiel in der Schwangerschaft) entsteht, geht das immer, bedingt durch die Schwerkraft, zuerst zu Lasten des Beckenbodens.
Die Gebärmutter mit Mutterkuchen, Fruchtwasser und dem heranwachsenden Kind drückt mehr und mehr auf die Haltemuskulatur. Die dadurch bedingte eingeschränkte Stützfunktion des Beckenbodens bringt den Beckeneingang in eine steilere Position, die wiederum eine zusätzliche Belastung für Rücken und Beckenboden darstellt. Eine schlechte Körperhaltung tut ihr Übriges dazu.
Übungen zur Kräftigung des Beckenbodens können sowohl während der Sportstunde als auch in den Alltag integriert werden. Eine trainierte Muskulatur kann leichter bewusst entspannt werden, auch bei der Stuhlentleerung. Hämorrhoiden wird vorgebeugt. Durch Spannungszuwachs und Elastizität seiner Muskulatur gibt der Beckenboden bei der Geburt leichter nach. Geburtsbedingte Scheidenverletzungen (Dammschnitte, Schürfungen oder Risse) heilen rascher.
Die Grundspannung der Beckenbodenmuskulatur erholt sich nach der Entbindung schneller, was durch gezielte Beckenbodengymnastik noch unterstützt werden sollte (siehe Seite 43 ff. und 86 ff.).
Der Beckenboden setzt sich aus drei übereinander liegenden Muskelschichten zusammen: der äußeren, der mittleren und der inneren. Diese Schichten bestehen aus gitterförmigen, in Schlingen verlaufenden Muskeln, die am knöchernen Becken angebracht sind. Die jeweiligen Muskelfasern dieser Schichten laufen abwechselnd von vorn nach hinten, von rechts nach links und wieder von vorn nach hinten.

Der Unabhängige

Die äußere Beckenbodenschicht verläuft direkt unter der Hautoberfläche. Sie kann für sich, unabhängig von den anderen Muskeln des Beckenbodens, angespannt werden.
Sie besteht wiederum aus drei Muskelschichten: dem U-Muskel, dem Afterschließmuskel und einem Muskelhaltekreuz.
Alle drei Muskeln gehen ineinander über und bilden eine »8«, die After und Scheide umkreist.
Diese »8« wird von zwei Muskelsträngen gebildet, die dem Schambein entspringen, sich zwischen After und Scheide vermischen und am Kreuzbein befestigt sind.

Der U-Muskel

Der U-Muskel, auch als Harnröhren-Schwellkörper-Muskel bezeichnet, sieht aus wie ein Bogen. Er entspringt an der seitlichen Schambein-Innenkante, direkt unter den Schamlippen. Dieser Muskel unterstützt das Öffnen und Schließen der Harnröhre und ist für die Verengung des Scheidengangs zuständig.

Der Afterschließmuskel

Um den After herum gibt es noch einen Schließmuskel, der auch für das Öffnen und Schließen dieser Ringmuskeln zuständig ist.

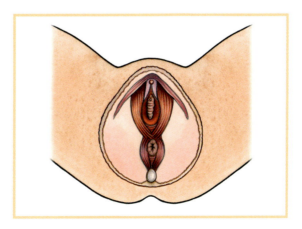

Die äußere Schicht des Beckenbodens

Das Muskelhaltekreuz

Vor dem Muskelhaltekreuz liegen Klitoris, Harnröhrenöffnung und Vagina, dahinter der After. Dieses Haltekreuz verbindet alle drei Beckenbodenschichten direkt miteinander.

Der Unterstützer

Aufgabe der mittleren Beckenbodenschicht ist es, den Beckenausgang seitlich zu verengen, damit dem Druck aus dem Bauchraum Stand gehalten werden kann. Diese Schicht liegt über der äußeren Beckenbodenebene und verläuft quer zu ihr. Die Beckenbodenschicht ist an der linken und rechten Seite des knöchernen Beckens befestigt und von beiden Seiten in eine Schicht festen Bindegewebes eingebettet.

In der Mitte verschmelzen die dicht an dicht liegenden Muskelfasern mit dem Haltekreuz. Diese Muskelplatte bedeckt drei Viertel des Beckenausganges, wobei der After frei bleibt. Deshalb können die großen Gesäßmuskeln entspannt bleiben, wenn der Beckenboden angespannt ist.

Ein weiterer Muskel dieser Beckenbodenschicht verläuft von einem Sitzbeinhöcker zum anderen und vermengt sich in der Mitte zwischen Vagina und After mit dem Haltekreuz, um dieses zu stabilisieren.

Der Heber

Die innerste Beckenbodenschicht besteht aus einer fächerförmigen Muskelplatte, die den ganzen Raum des kleinen Beckens abschließt, und zwei Muskelpaaren. Alle Organe ruhen zunächst auf dieser Beckenbodenschicht, bevor sie die anderen beiden belasten.

Ein Teil des innersten Haltemuskels ist vergleichbar mit einem aufgeklappten Fächer, andere kleinere Anteile laufen spitz in die Bauch- und Rückenmuskulatur. Beim Training ist besonders darauf zu achten, dass dieser gefächerte Muskel genauso intensiv gekräftigt wird wie die spitzen Ausläufer. Anteile der inneren Beckenbodenschicht laufen in das Muskelhaltekreuz und umschließen auch den Enddarm des Afterschließmuskels und halten ihn in einem wichtigen Winkel.

Diese Muskelschicht kann kaum unabhängig angespannt werden und man spürt nach intensivem Training manchmal die Innenseite des Kreuzbeines und die unterste Bauchmuskulatur (direkt auf Bikinigrenze). Sie ist für die Beckenstellung mitverantwortlich und trägt somit entscheidend zur Körperhaltung bei. Eine angemessene Spannung dieser Beckenbodenschicht ist wichtig für unser Erscheinungsbild. Hat diese Schicht eine hohe Grundspannung, erhöht sich auch die Spannung des gesamten Körpers. Ist sie jedoch kraftlos, erschlafft die Frau.

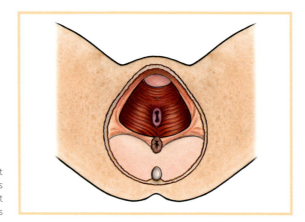
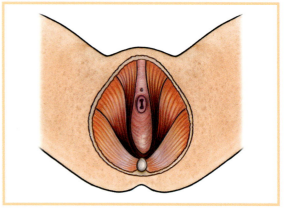

Links: die mittlere Schicht
des Beckenbodens
Rechts: die innere Schicht
des Beckenbodens

Goldene Regeln

Grundsätze und Hinweise

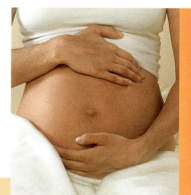

Jede gesunde Schwangere kann eine ganze Reihe von Bewegungs- und Sportarten bis zur Geburt ausüben. Allgemein betrifft das Bewegungen, bei denen es zur gleichmäßigen Beanspruchung größerer Muskelgruppen kommt, der Bewegungsablauf rhythmisch erfolgt und das Verletzungsrisiko niedrig ist.

Grundsätzlich ist es während der Schwangerschaft wichtig, bei allen Aktivitäten auf die Individualität jeder einzelnen Schwangeren zu achten. In dieser Zeit gibt es ausgeprägtere Unterschiede zwischen den Frauen als es im normalen Alltag der Fall ist. Wenn eine schwangere Frau sportlich aktiv sein möchte, sollte sie gesund und die Schwangerschaft intakt sein. Das bedeutet, dass keine Risikoschwangerschaft vorliegen darf!

Auch wenn keine Risiken zutreffen, muss bei jeder Schwangerschaft ein Arzt konsultiert werden, bevor sich die werdende Mutter sportlich betätigt. Das trifft auch zu, wenn der Sport schon vorher seit Jahren ausgeübt wurde oder es sich »nur« um Schwangerschaftsgymnastik handelt.

Es gilt, das richtige Maß zwischen Förderung der Gesundheit und möglicher Gefährdung von Mutter und Fötus zu finden. Sport wirkt sich mehrfach positiv auf Schwangerschaft, Geburt und Regenerierung aus. Er vermittelt ein stärkeres Körperbewusstsein, das die Wahrnehmung der

Von Risikoschwangerschaften spricht man bei:

- Herz-Kreislauf-Erkrankungen, insbesondere bei Herzfehlern oder nach Herzoperationen
- Bluthochdruck
- Tendenz zu starken Krampfadern
- Thromboseneigung
- schweren Nierenerkrankungen
- Anämien und/oder Asthma bronchiale
- Neigung zu Fehlgeburten
- vorzeitigen Wehen
- Muttermundinsuffizienz

Sport ist möglich mit Einschränkungen und nur nach Absprache mit dem Arzt bei:

- Diabetes mellitus
- rheumatischen Erkrankungen
- Infektionskrankheiten
- Mehrlingsschwangerschaften

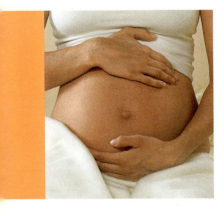

variierenden Bedürfnisse in der Schwangerschaft erleichtert und auch bei der Geburt eine große Hilfe ist. Bewegungsfreudige Frauen erleben bei einer normalen, unkomplizierten Schwangerschaft eine einfachere Entbindung. Das durchschnittliche Geburtsgewicht des Fötus liegt höher und die allgemeine Verfassung des Babys ist besser, wenn die Mutter in der Schwangerschaft sportlich aktiv war. Kaiserschnitte und sonstige Formen der künstlichen Geburtshilfe sind seltener und der Krankenhausaufenthalt in der Regel kürzer. Grundregel dabei ist jedoch immer, dass die Schwangere sich wohl fühlt: vor, während und nach der Aktivität.

Ein Training in der Schwangerschaft sollte keinesfalls dazu dienen, das Fitnessniveau der werdenden Mutter zu steigern. Auch der Erhalt des Fitnessniveaus ist nicht anzustreben, denn der Körper an sich braucht bei gleicher Anstrengung mehr Energie und ist schneller erschöpft.

Üben mit kleinen Hanteln

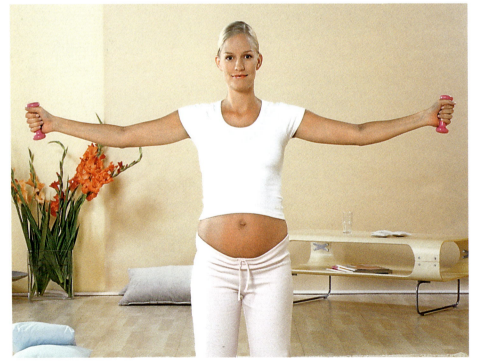

An morgendlicher Übelkeit und Schwindelgefühl sind nicht immer die körperlichen Veränderungen schuld, manchmal werden sie auch durch psychische Ursachen hervorgerufen. Das damit einhergehende Bedürfnis nach Ruhe ist ein Verlangen nach Muße. Gelegenheit zum Überdenken der Lebenssituation stellt sich auf diese Weise ein.
Nicht zu unterschätzen ist in diesem Zusammenhang die psychische Bedeutung von Sport: das dadurch entstehende Selbstvertrauen, die bessere Einschätzung der eigenen Kräfte, das Gefühl etwas für sich zu tun und nicht zuletzt die Integration in die bestehende Sportlergemeinschaft. Wer in spezielle Kurse für Schwangerensport geht, erlebt dort ein Gemeinschaftsgefühl und kann sich austauschen. Auch ein gegenseitiges Motivieren ist möglich.

Die neue Lebenssituation erfordert jetzt Vertrauen. Es gilt: Hören Sie auf Ihren Körper und wählen Sie die Belastung so, dass Sie sich rundum wohl fühlen!
Mit fortschreitender Schwangerschaft und Gewichtszunahme fühlt die Frau sich immer weniger fit und mobil, dabei vollbringt der Körper Hochleistungen.
Konstantes Training, das der jeweilgen Schwangerschafts-Phase angemessen ist, erhöht sich in seiner Effektivität. Dies kann subjektiv von der Schwangeren anders empfunden werden.
Beim Wiedereinstieg in das normale Training zeigt sich nach der Geburt jedoch ein erstaunlich hohes Fitnessniveau. So konnten beispielsweise Leistungssportlerinnen relativ kurz nach der Geburt ihre eigene Bestleistung verbessern, obwohl sie während der Schwangerschaft nur ein eingeschränktes und maßvolles Training absolviert haben.
Für die Freizeitsportlerin ist ein regelmäßiges, korrekt ausgeführtes und wohldosiertes Training empfehlenswert. Dies trägt auch zur Verminderung von allgemeinen Schwangerschaftsproblemen bei.

IN ANDEREN UMSTÄNDEN

Bitte beachten Sie die folgenden Tipps:

- Als Wegweiser für die Belastungsgrenze kann der »Talk-Test« dienen: Auch während des Trainings sollte eine schwangere Frau jederzeit ohne große Anstrengung reden können. Wer also total aus der Puste kommt, sollte eine Pause einlegen oder aufhören.
- Versuchen Sie bis zu dreimal pro Woche sportlich aktiv zu werden. Grundsätzlich bringt ein angemessenes Sporttreiben mehr Vor- als Nachteile für die Schwangere, dennoch: Sport und Bewegung sollen das Wohlbefinden steigern, nicht die Leistung!
- Ihre Körpertemperatur sollte nicht für längere Zeit über 38° C liegen, damit die Thermoregulation nicht überfordert wird.
- Achten Sie darauf, genug Flüssigkeit zu sich zu nehmen (Wasser oder Saftschorle, mindestens im Verhältnis 1:1 gemischt).
- Legen Sie Wert auf optimale Schuhe, die stützen, führen und dämpfen und auf einen der Sportart angemessenen Bodenbelag.
- Reagieren Sie bei Kreislaufbeschwerden und Schmerzen im Bereich der Wirbelsäule und des Beckens mit verändertem Trainingsplan oder sogar mit Abbruch der sportlichen Belastung.
- Meiden Sie extrem lange Belastungen wie einen Langstreckenlauf.
- Zur Vermeidung eines Blutstaus in der Hohlvene (Vena-Cava-Kompressionssyndrom) vermeiden Sie ab dem 4. Monat langes Liegen auf dem Rücken.
- Tragen Sie zur Kontrolle Ihrer Herzfrequenz eine Pulsuhr. Eine Herzfrequenz von 140 Schlägen pro Minute sollten Sie nicht überschreiten.
- Wegen des erhöhten Verletzungsrisikos durch die hormonell bedingte Auflockerung der Bänder, Gelenke und des Bauches sollten Sie keine Kampf- und Mannschaftssportarten oder gelenkbelastenden Sportarten ausüben.
- Sehen Sie in dieser Zeit von Intervalltraining und Wettkämpfen ab.
- Sportlich erfahrene Mütter bestätigen, dass der Körper reagiert und auch das Baby deutliche Signale gibt, falls die sportliche Aktivität zu viel wird. Wenn die Luft wegbleibt, Schmerzen auftreten, es vor den Augen flimmert oder wenn der Puls rast: abbremsen, aufhören, tief durchatmen!

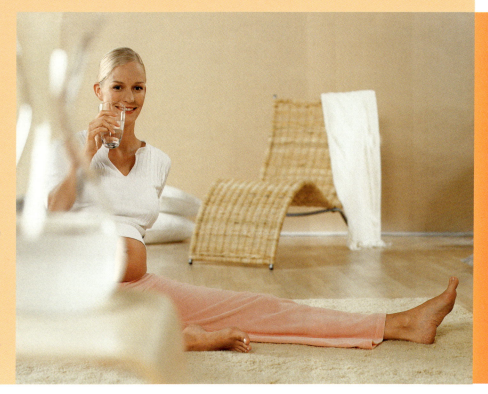

Denken Sie an ausreichendes Trinken!

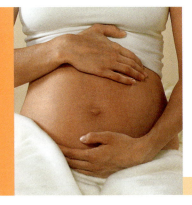

Hitliste der Sportarten

9 Monate aktiv!

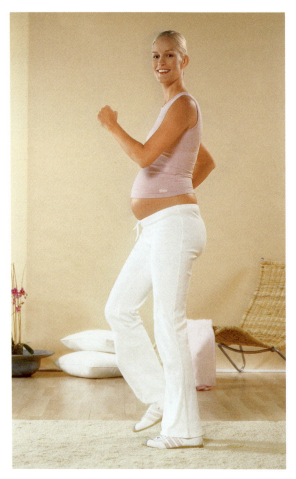

Walking auf der Stelle – öffnen Sie ein Fenster und hören Sie flotte Musik.

Walking

Walking ist ein gesundes Ausdauertraining, das bis zum Ende einer intakten Schwangerschaft betrieben werden kann. Bestimmte schwangerschaftsbedingte Schwierigkeiten können mit dieser Sportart zumindest gelindert werden: Wassereinlagerungen in den Beinen werden durch die ausgeführten Bewegungen zurück in den Rumpf transportiert.
Der oft zu niedrige Blutdruck wird durch die Ankurbelung des Herz-Kreislauf-Systems unterstützt.
Der Aufenthalt an der frischen Luft ist gut für Mutter und Baby! Übelkeit und Schwindel können während des Walkens verschwinden.
Aber auch bei schlechtem Wetter können Sie walken, selbst ein Gehen auf der Stelle im Wohnzimmer ist eine sportliche Aktivität.

Tipps

— Die Füße von der Ferse her abrollen, die Schrittlänge kurz halten.
— Walking mit einem Partner macht Spaß, denn es lässt auch noch im letzten Schwangerschaftsdrittel eine Konversation zu. Mit dem »Talk-Test« (siehe Seite 25) können Sie überprüfen, ob Sie im richtigen Tempo walken.

Fahrradfahren

Viele Schwangere fahren noch bis zur Geburt mit dem Fahrrad. (Es gibt sogar Frauen, die mit dem Fahrrad zur Entbindung in die Klinik fahren.)

Bei aufrechtem Sitzen und optimal eingestellter Sattelhöhe ist das Bewegen der Beine ohne Belastung durch das Körpergewicht angenehm: Ein Gefühl der Flexibilität und Mobilität ist auch noch am Ende der Schwangerschaft vorhanden.

Fahrradfahren beugt Wassereinlagerungen in den Beinen vor. Frische Luft ist gesund für Mutter und Baby!

Tipps

- Bedenken Sie das Risiko von Unfällen (Zusammenstößen) in der Großstadt.
- Achten Sie darauf, dass der Untergrund einigermaßen eben ist, damit Sie zu starke oder zu lange Erschütterungen vermeiden.
- Setzen Sie sich nur auf einen breiten, weichen Sattel.
- Tauschen Sie das Rennrad gegen ein Damenrad aus.
- Planen Sie das Radfahren als festen Ausflugstermin mit dem Partner oder mit Freunden ein.

Workout, Aerobic und Gymnastik

Die Übungen zur Steigerung der Herz-Kreislauf-Funktion, der Muskelkraft und Muskelkraftausdauer sowie der Flexibilität der Gelenke sind für Schwangere besonders geeignet. Die Bewegungsabläufe erfolgen rhythmisch, größere Muskelgruppen werden gleichmäßig beansprucht. Bei richtiger Ausführung lindern oder vermeiden Sie durch die Bewegungen schwangerschaftstypische Beschwerden.

Mit entsprechenden Einschränkungen bleibt die Integration in herkömmliche Kurse im Fitness-Studio oder Verein bis zuletzt bestehen. Überlegen Sie sich entweder selbst Übungen, die Sie alternativ ausführen können, wenn Bauchmuskeltraining auf dem Programm steht, oder fragen Sie Ihre Trainerin. Geeignet sind zum Beispiel Mobilisationsübungen.

Sehr beliebt ist NIA Technique. Das Training verbindet Bewegungen, Theorien und Philosophien aus dem Osten und Westen. Es wird getanzt, geboxt, die Muskeln werden gekräftigt, ein Herz-Kreislauf-Training wird absolviert und der Gleichgewichtssinn geschult.

Korrekte Haltung und Technik sind wichtig. Die Körperwahrnehmung wird insgesamt verfeinert. Jeder Teilnehmer soll sich während des Trainings wohl fühlen. Da jede Frau ihre eigene Belastungsintensität wählt, können auch nicht so sportliche Schwangere ohne Probleme an einem Kurs teilnehmen.

Die Interaktion zwischen den Teilnehmern fördert das Gruppengefühl.

Tipps

- Setzen Sie die Trainerin sofort über Ihre Schwangerschaft in Kenntnis, erkundigen Sie sich, ob sie entsprechend geschult ist und spezielle Hinweise geben kann.
- Verwenden Sie eine Pulsuhr zur Kontrolle der Herzfrequenz. 140 Schläge pro Minute sollten zu keinem Zeitpunkt überschritten werden.
- Verringern Sie bei starker Hitze die Trainingsintensität.
- Vermeiden Sie schnelle Richtungswechsel, Rotationsbewegungen und das gleichzeitige Heben beider Füße vom Boden.
- Ab dem 4. Monat sollten Sie wenige bzw. keine Übungen in Rückenlage durchführen, es kann zu einem Blutstau kommen.
- Achten Sie jetzt besonders auf Ihre Körperhaltung!

Yoga

Yoga für Schwangere wird in fast jeder Stadt angeboten. Oft ist Yoga auch für untrainierte Frauen ein guter Einstieg in die Aktivität, da es unter anderem um die Erforschung der eigenen Grenzen geht. An dieser wahrgenommenen Grenze wird dann individuell experimentiert. Die Frau lernt die Schwangerschaft auf ihren Körper abgestimmt selbstverantwortlich und gesund zu erleben.

Abschalten zu können und innere Ruhe zu finden zählt genauso wie das Erlernen einer automatisierten regelmäßigen Atmung zu den positiven Wirkungen von Yogaübungen. Das erweist sich bei der Geburt als große Hilfe.

Tipps

▬ Informieren Sie in »normalen« Yoga-Stunden unbedingt die Lehrerin über Ihre Schwangerschaft oder nehmen Sie an einem Yogakurs für Schwangere teil.

▬ Einige Atemtechniken sollten Sie während der Schwangerschaft nicht mehr praktizieren. Sprechen Sie darüber mit Ihrer Yogalehrerin.

Skifahren

Skilanglauf wirkt sich durch die Ganzkörperbewegung positiv auf das Herz-Kreislauf-System und den Bewegungsapparat aus. Dabei wird der Gleichgewichtssinn trainiert und die frische (Berg-)Luft versorgt die Lungen gut mit gehaltvollem Sauerstoff. Der Urlaubscharakter sorgt für Erholung und psychische Stärke.

Achtung beim Abfahrtslauf! Wenn die Schwangere eine sichere Skifahrerin ist und eigene Risiken vermeidet, sind trotzdem die anderen Skifahrer zu bedenken. Bestimmten Risiken setzt sich jede Abfahrtsläuferin aus, die sich auf die Skipiste begibt.

Tipps

▬ Lassen Sie es langsam angehen!

▬ Überlegen Sie sich, ob Sie die Ski-Aktivitäten eventuell auf den Langlauf beschränken wollen.

Joggen

Trainierte Schwangere können bei intakter Schwangerschaft weiterhin laufen. Geschwindigkeitsrekorde sollten Sie jedoch nicht mehr anstreben. Die Belastung für den Beckenboden wird zunehmend größer, ein trainierter Körper passt sich jedoch meist dieser Anforderung im gewissen Rahmen an.

Allerdings sollten Sie auf das Laufen von sehr langen Strecken wegen der Gefahr von Überhitzung, Dehydration und einer krampfartigen Muskeltonusstörung des Beckenbodens verzichten. Maßvolles Weiterjoggen empfiehlt sich für Gewohnheitsläuferinnen. Beobachten Sie dabei Ihren persönlichen Trainingszustand.

Untrainierte Frauen sollten in der Schwangerschaft nicht mit dem Laufen beginnen. Da der Beckenboden und die Bauchmuskulatur in einem wenig aktivierten Zustand sind, kann es schneller zu Komplikationen und Schwierigkeiten kommen.

Tipps

▬ Legen Sie Wert auf bequeme, fest sitzende, jedoch nicht schnürende Joggingschuhe, sie dienen zur Stabilisierung der Gelenke.

▬ Achten Sie auf ebene Wege. Der Körper hat wegen des Hormons Relaxin lockere Gelenke und eine Schwangere kann leichter mit dem Fuß umknicken.

▬ Bedenken Sie, dass der Körper einer Schwangeren weniger Belastung und selten Überbelastung toleriert. In der Spätschwangerschaft kann es zu Frühwehen und Krämpfen kommen.

IN ANDEREN UMSTÄNDEN

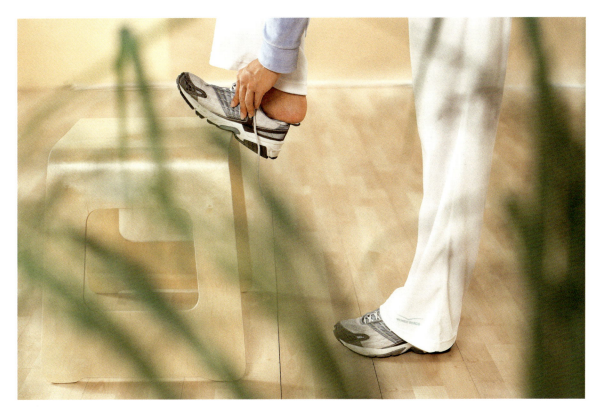

Tanken Sie viel frische Luft – am besten beim Walken oder Joggen.

Rückschlagspiele

Solange die Rückschlagspiele nicht wettkampforientiert gespielt werden, sind einige sicherlich förderlich: Badminton und Federball regen den Kreislauf an und machen viel Spaß.

Tennis ist allerdings aufgrund des harten Balles, der geschlagen werden muss, auch für Trainierte sehr anstrengend. Tennis ist keinesfalls ein Sport, den man in der Schwangerschaft beginnen sollte.

Squash sollte vernünftigerweise nicht mehr gespielt werden. Zum einen sind die geschlagenen Bälle viel zu hart und können beim Auftreffen auf den Bauch zu Schwangerschaftskomplikationen führen. Zum anderen ist das abrupte Stoppen und Wechseln der Bewegungsrichtung für die aufgelockerten Bänder eine große Gefahr. Da viele schnelle Bewegungen auf engstem Raum stattfinden, ist die Verletzungsgefahr beim Squash sehr groß.

Tipp

Beachten Sie: Die Strecke, die Sie jeweils zum Ball zurücklegen, bedarf einiger Koordination, Schnellkraft und Energiebereitstellung. Dies kann zur Überschätzung Ihrer Leistungsfähigkeit führen und Ihnen so den Spaß nehmen.

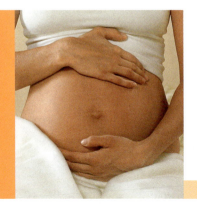

Das Baby isst mit!

Die richtige Ernährung

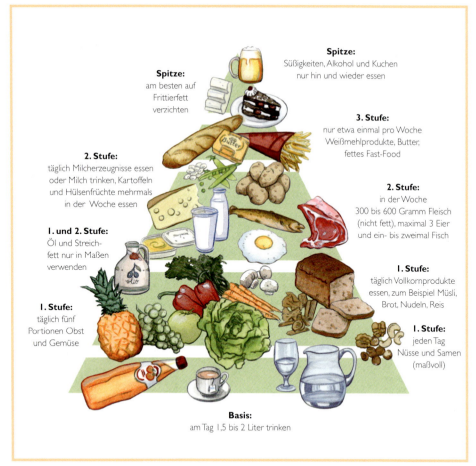

Spitze: Süßigkeiten, Alkohol und Kuchen nur hin und wieder essen

Spitze: am besten auf Frittierfett verzichten

3. Stufe: nur etwa einmal pro Woche Weißmehlprodukte, Butter, fettes Fast-Food

2. Stufe: täglich Milcherzeugnisse essen oder Milch trinken, Kartoffeln und Hülsenfrüchte mehrmals in der Woche essen

2. Stufe: in der Woche 300 bis 600 Gramm Fleisch (nicht fett), maximal 3 Eier und ein- bis zweimal Fisch

1. und 2. Stufe: Öl und Streichfett nur in Maßen verwenden

1. Stufe: täglich Vollkornprodukte essen, zum Beispiel Müsli, Brot, Nudeln, Reis

1. Stufe: täglich fünf Portionen Obst und Gemüse

1. Stufe: jeden Tag Nüsse und Samen (maßvoll)

Basis: am Tag 1,5 bis 2 Liter trinken

Ernährung und Gewicht

Jetzt gilt es für zwei zu essen! Und zwar Vitamine und Mineralstoffe!

Verwöhnen Sie sich, Ihren Körper und das Baby mit Qualität statt Quantität!

Der sprunghaft erhöhte Bedarf an Nährstoffen ist nicht mit einer vermehrten Kalorienzufuhr zu verwechseln. Der Kalorienbedarf steigt zwar um etwa 255 Kilokalorien pro Tag, das ist aber vergleichsweise wenig und schon bei der zusätzlichen Nahrung berücksichtigt.

Die Grundversorgung des Fötus ist naturgemäß geregelt. Auch wenn Sie Ihre Ernährung nicht der Schwangerschaft anpassen, wird eine Abgabe der Nährstoffe von der Mutter zum Kind gewährleistet. Aber: Zum einen verarmt so der Organismus der Mutter und zum anderen sollten Sie Ihrem Baby mehr als das Nötigste für seinen Start ins Leben mitgeben.

Als Basis gilt die allgemeine Empfehlung zur gesunden Ernährung anhand der Nahrungspyramide.

Um nun gezielt den Bedürfnissen einer Schwangeren gerecht zu werden, sollten Sie die in der nebenstehenden Tabelle genannten Nahrungsmittel häufig essen.

IN ANDEREN UMSTÄNDEN

Nährstoffe	Die besten Quellen	Für welche Prozesse werden sie benötigt?	Mangelerscheinungen beim Baby
Vitamin C *	Zitrusfrüchte, Beerenfrüchte, Kiwi, Himbeeren, Paprika, Tomaten, Blumenkohl	Für diverse Stoffwechselvorgänge notwendig, Immunabwehr, Bildung von Bindegewebe und Knochen	Organfehlbildungen, Infektanfälligkeit
Vitamin B_6, B_{12} *	Milch, Ei, Fleisch, Fisch	Für diverse Stoffwechselvorgänge notwendig, Nerven	Organfehlbildungen, Muskelschwund, Blutarmut
Folsäure (in Kombination mit Vitamin C und B_{12})	Vollkornprodukte, Gerste, Obst, grünes Gemüse, Eigelb, Hülsenfrüchte, Reis	Ausbildung der zentralen Nervenbahnen, Zellteilung, Blutbildung	Offener Rücken, Kiefer-Gaumen-Spalte
Jod	Jodiertes Salz, Seefisch, Milch, Eier, Lebertran	Ausbildung der Schilddrüsenhormone	Entwicklungsstörungen, verlängerte Gelbsucht, Trinkfaulheit, Bewegungsarmut, Zwergenwuchs mit Intelligenzbeschränkung
Eiweiß	Fleisch, Fisch, Geflügel, Eier, Pflanzenöle	Hauptbestandteil von Muskeln, Knochen und Bindegewebe	Geschwächtes Immunsystem, erhöhte Infektionsanfälligkeit
Kohlenhydrate	Vollkornprodukte, Kartoffeln, Obst, Gemüse	Energiehaushalt	Durch zu viele Kohlenhydrate (Süßigkeiten, Weißmehlprodukte) kann Übergewicht und Zuckersucht entstehen
Calcium	Milchprodukte, Tofu, Hülsenfrüchte, Brokkoli, Mangold, Sesam	Aufbau des Knochensystems und der Zähne	Um den Bedarf des Kindes zu decken, wird notfalls Calcium aus den Knochen der Mutter entzogen, dadurch steigt das Osteoporose-Risiko.
Eisen * (in Kombination mit Vitamin C, nicht zusammen mit Milchprodukten)	Fleisch, Eigelb, Nüsse, Hülsenfrüchte, grünes Gemüse, Vollkornbrot, Müsli, Hirse, Rote Bete	Sättigung der erhöhten Blutmenge, damit der Sauerstofftransport ausreichend stattfindet	Blutarmut, Blässe, Müdigkeit, mangelnde Leistungsfähigkeit, Infektanfälligkeit, Anämieformen
*können nicht vom Körper gebildet werden			

Pommes, ein Glas Sekt und die Verdauungszigarette?

Gegen einen gelegentlichen Ausbruch aus der Nahrungspyramide ist ganz und gar nichts einzuwenden. Manchmal gelüstet es einem einfach nach Süßigkeiten oder Fastfood. Solange diese so genannten »leeren Kalorien« nicht mehr als 10 Prozent Ihrer Ernährung ausmachen, ist das unbedenklich.

Anders ist das bei Nikotin und Alkohol. Das sind keine Kavaliersdelikte! Sprüche wie: »Der Entzug ist für das Baby schlimmer, als wenn gemäßigt weiter geraucht wird.« oder: »Ein Glas Sekt täglich belebt den Kreislauf der Schwangeren.« sind Märchen. Sie wurden aus Bequemlichkeit erfunden und um mangelnde Disziplin zu rechtfertigen. Folgeschäden eines »sanften« Konsums gehen von niedriger Geburtskonstitution über Konzentrationsstörungen, die sich in schulischen Leistungen zeigen, bis zu lebenslanger körperlicher und geistiger Unterentwicklung.

Neben diesen zu vermeidenden Genussmitteln gibt es aber auch versteckte Gefahren für Sie und das Ungeborene:
Passives Rauchen entzieht dem Körper ebenfalls Vitamin C und vermindert die Kindsbewegungen. Ein einstündiger Aufenthalt in einem nikotinhaltigen Raum bedeutet die gleiche Gefahr wie selbst eine Zigarette zu rauchen. Große Mengen Koffein (aus Kaffee, schwarzem und grünem Tee sowie Mate Tee) wirken sich durch Eisen- und Vitaminentzug negativ auf die Entwicklung des Fötus aus. Als unbedenklich sind zwei Tassen pro Tag einzustufen. Medikamente (auch rezeptfreie wie zum Beispiel Aspirin) gelangen über die Plazenta direkt in den fötalen Organismus. Haarfärbungen dringen über die Kopfhaut ebenfalls ins Blut, das Bleichen von Haaren ist dagegen unschädlich. Ob der Solariumsbesuch Folgen für das Baby hat, ist nicht erwiesen – die Unbedenklichkeit aber auch nicht.

Ein großes Thema ist die Toxoplasmose-Gefahr. Ungeborene, die mit diesem Parasiten infiziert wurden, kommen größtenteils mit schweren Hirnschäden und Missbildungen zur Welt. Lassen Sie sich deshalb regelmäßig während der Schwangerschaft auf Antikörper testen (am besten schon vor der Zeugung). Etwa die Hälfte aller Frauen hat diese Infektion bereits unbemerkt durchgemacht und ist nun immun. Wer zur Risikogruppe gehört, sollte sich genau über die Übertragungsmöglichkeiten informieren. Denn nicht nur der direkte Kontakt mit Tieren wie Katzen ist riskant, über den Katzenkot gelangen die Oozyten (Eier) auf die Nahrung von Schlachtvieh. Dort dringen sie in Zystenform in das Fleisch. Es bedarf einer Erhitzung von ca. 80 °C oder einer Frostung von mindestens −21 °C, um die Parasiten und ihre Eier abzutöten. Essen Sie deshalb keinen Rohmilchkäse, kein rohes Fleisch, keine Wurstwaren, die niedrig temperiert zubereitet wurden, und trinken Sie keine Rohmilch.

Die durchschnittliche, natürliche Gewichtszunahme am Ende der Schwangerschaft setzt sich wie folgt zusammen:

Kind	ca. 3000 bis 4000 Gramm
Fruchtwassermenge	ca. 1000 Gramm
Plazenta	ca. 700 Gramm
Gebärmuttermuskulatur	von 70 Gramm auf 1500 Gramm
Brust	je ca. 500 Gramm
Physiologische Wassereinlagerung in Gewebe und Blut	ca. 6000 Gramm

IN ANDEREN UMSTÄNDEN 33

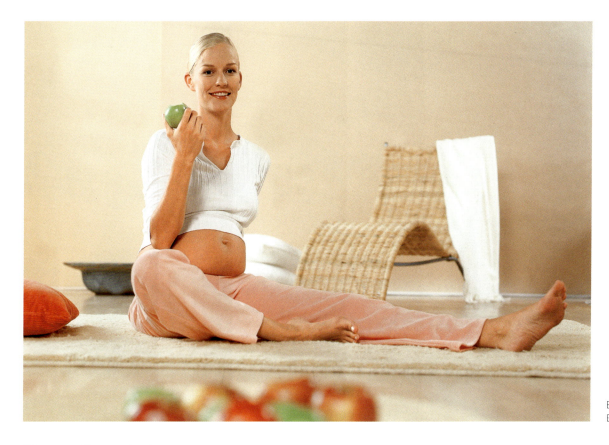

Essen Sie mit Spaß und
Bewusstsein!

Das Gewicht im Gleichgewicht!

Stimmt das Gleichgewicht zwischen gesundem Ausgangsgewicht, ausgewogener Ernährung und ausreichender Bewegung, dann ist jedes Kilogramm, welches Sie während der Schwangerschaft zunehmen, genau richtig! Wenn Sie also trotz dieser drei Voraussetzungen 20 Kilogramm zunehmen, muss das nicht beunruhigend sein.
Die allgemeinen Richtwerte liegen dementsprechend großzügig zwischen 10 und 20 Kilogramm.
Eine Rolle spielen das Ausgangsgewicht, die Größe, die Körperbeschaffenheit, die Erbanlagen und die Lebensgewohnheiten. Frauen, die zum Beispiel zu hormonell bedingten Gewichtsunregelmäßigkeiten neigen, werden wahrscheinlich auch in der Schwangerschaft mehr zunehmen.

Nehmen Sie weniger zu, heißt es, sie haben an anderer Stelle abgenommen und somit wichtige Reserven und Depots abgebaut, die zudem für die Stillzeit von Bedeutung sind.
Nehmen Sie deutlich mehr als 20 Kilogramm zu, belastet das Gewicht die Gelenke, die Organe und die allgemeine Bewegungsfähigkeit.
Überdenken Sie in beiden Fällen Ihr Ernährungs- und Bewegungskonzept und lassen Sie sich vom Arzt beraten.

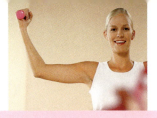

Starkes Auftreten

Gezieltes Muskeltraining – Übungen für Schwangere

STARKES AUFTRETEN 35

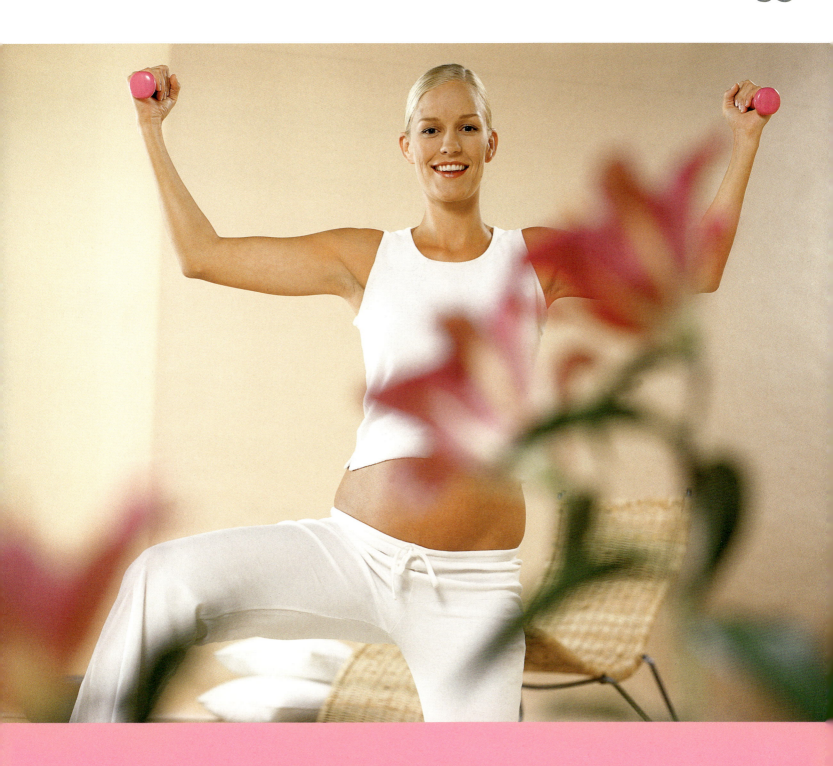

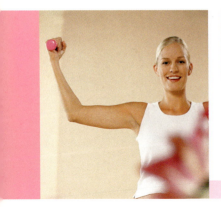

Bewegung im Auge behalten

Tipps und Informationen zum Üben

Aufrechtes Stehen

Das wichtigste bei allen Bewegungen ist die gute Haltung und die korrekte Ausführung. Bei schlechter Haltung und falscher Ausführung vermindern Sie die Effektivität der Übungen und schaden Ihrem Körper, manchmal sogar langfristig. Deshalb sollten Sie jede Übung bewusst und konzentriert ausführen.

Die Wirbelsäule hat eine natürliche S-förmige Krümmung, sie ist keine Stange, die senkrecht durch den Körper läuft. Merkmale sind eine gesunde und angemessene Halslordose (»Vorwärtskrümmung«), eine Brustkyphose (»Rückwärtskrümmung«) und eine Lendenlordose. Es geht darum, diese natürliche doppelte S-Form der Wirbelsäule zu wahren, dann stehen Sie gerade.

Sie erhalten eine natürliche, aufrechte, ökonomische Körperhaltung (Körperspannung), indem Sie auf Ihren durch die Schwangerschaft mehrfach veränderten Körperschwerpunkt und somit auf die Statik achten. Das Ausgleichen des dicken Bauches sollte durch Muskelanspannung erfolgen, nicht durch Stauchen der Lendenwirbelsäule, wie es bei einem zu weit nach hinten gelehnten Oberkörper kommt. Ist der Rumpf zu weit nach vorn gebeugt, zieht der Bauch den Körper vor den Körpermittelpunkt. Es entsteht eine krumme Haltung, die zudem das Fließen des Atems behindert. Stabilisieren Sie Ihren Rumpf durch Aktivierung der Beckenbodenmuskulatur und spannen Sie Bauch-, Rücken- und Schultermuskulatur an. Spannen Sie Ihren Beckenboden und Unterbauch zusammen an. Dabei immer mit der Anspannung des Beckenbodens beginnen.

Einige Tipps im Folgenden sollen Ihnen helfen, sich in die richtige Position zu bringen und Fehler zu vermeiden. Wenn man kontinuierlich übt und das Geübte verinnerlicht, stellt sich irgendwann automatisch eine aufrechte Haltung ein. Und die ist für die Knochen, Gelenke, Muskeln und letztendlich auch für die Psyche wichtig. Später wird es Ihnen auch Ihr nicht mehr schwangerer Körper danken!

Integration ins Kursangebot von Verein oder Fitness-Studio

Sie können alle Übungen individuell für sich verändern und Ihrem jeweiligen Zustand anpassen. Sie sollten mit Ihrem körperlichen Ausnahmezustand achtsam umgehen.

Sowohl Anfängerinnen als auch erfahrene Sportlerinnen durchleben die gleichen anatomischen und physiologischen Veränderungen durch die Schwangerschaft. Diese Veränderungen wirken sich auch auf die Bewegungsfähigkeit aus. Was der mütterliche Körper zu tolerieren vermag, schadet dem kindlichen Organismus vielleicht. Weder die Gesundheit der Mutter noch die des Kindes darf in irgendeiner Art und Weise gefährdet werden. Arbeiten Sie speziell auf die Verbesserung der Körperkontrolle und der Körperhaltung hin.

Zusatzgeräte

Bei allen Übungen mit Zusatzgeräten sollten Sie auf ein »verlängertes« Handgelenk achten, da die Belastung der Sehnenscheide besonders in der Schwangerschaft (durch das Hormon Relaxin) groß wird. Umschließen Sie mit der gesamten Hand den Griff des Zusatzgerätes, so dass Sie die einzelnen Finger nicht allein belasten.
Wenn das Handgelenk ohnehin schon stark belastet ist, können Sie auch mit leicht nach vorn gekipptem Handgelenk trainieren. Optimal bleibt aber eine gerade Linie.

Belastete Muskeln unterstützen

Trainieren Sie speziell Ihre Rückenmuskulatur, denn die muss das Gewicht des Bauches ausgleichen. Die Bauch- und Beckenbodenmuskulatur sollte nur statisch trainiert und bei jeder anderen Muskelkraft- und Ausdauerübung

Korrigieren Sie immer wieder Ihre Haltung – es lohnt sich!

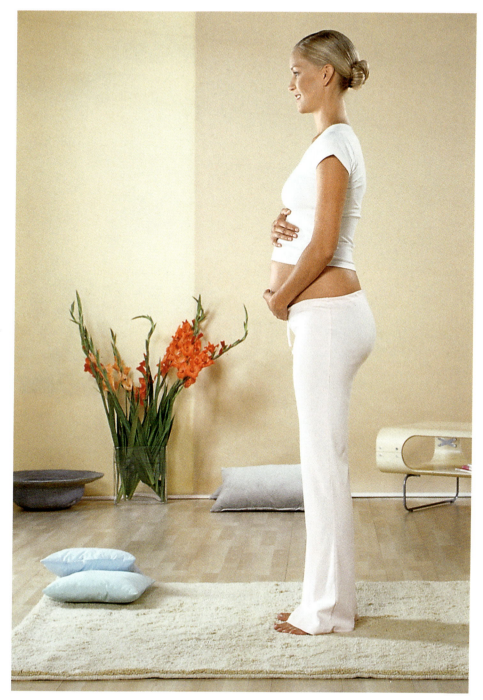

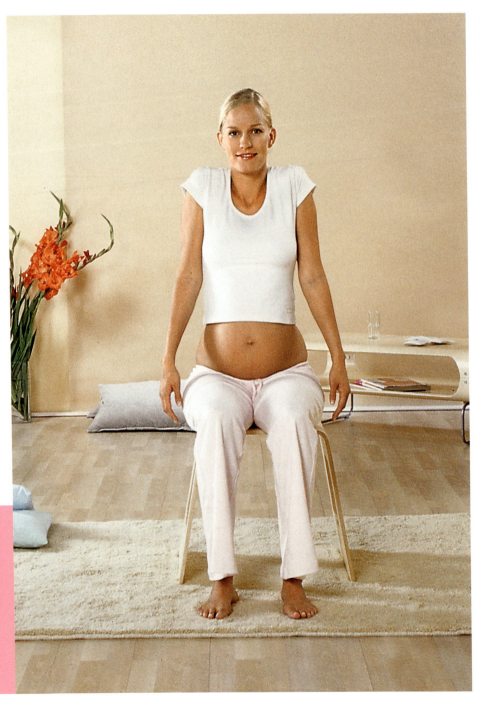

aktiviert werden (das passiert mit dem Einnehmen der Grundkörperspannung). Der Beckenboden muss sonst zu viel zusätzlichem Druck standhalten und der Fötus kann durch zu starkes Bauchmuskeltraining eingeengt werden. Das kann Frühwehen auslösen oder zu einer erschwerten Geburt führen.

Sie können individuell diejenigen Muskeln trainieren, die Ihnen bei der Linderung von Schmerzen helfen. Finden Sie ein Mittelmaß zwischen Unterstützung und Übertraining der Muskulatur.

Vermeiden Sie das Vena-Cava-Syndrom und damit Pressatmung und Blutstauungen, indem Sie nur so lange in der Rückenlage verweilen, wie Sie sich wohlfühlen.

Verzichten Sie auf Krafttraining, bei dem die Muskulatur ohne Änderung der Länge angespannt wird (isometrische Übungen), da dabei das Blut aus dem Körperzentrum, also weg vom Fötus, getrieben wird. Lang andauernde, anstrengende Übungen sollten ebenfalls nicht zu den sportlichen Aktivitäten einer Schwangeren zählen. Legen Sie zwischen den einzelnen Übungssequenzen ausreichend Pausen ein. Vergessen Sie das Atmen nicht, sonst könnte Ihnen schwindelig werden! Atmen Sie immer bei der Anstrengung, das heißt bei der Muskelanspannung, aus.

Trinken Sie viel! Am besten sind Saftschorlen oder reines Mineralwasser.

Hören Sie auf Ihren eigenen Körper und entwickeln Sie auf keinen Fall übertriebenen Ehrgeiz.

Wenn Sie sich an diese Tipps halten, können Übungen zur Verbesserung der Muskelkraft und -ausdauer von großem Nutzen für die Schwangerschaft werden!

Entspannung durch Anspannung: erst die Schultern hoch ziehen, dann fallen lassen (Übung 3)

Fehler vermeiden!

Den Kopf gerade halten

Um eine zu kurze oder zu lange Halswirbelsäulen-muskulatur zu vermeiden, halten Sie Ihren Kopf gerade, indem Sie horizontal nach vorn sehen.

Übung 1

Stellen Sie sich vor, Sie sind eine Marionette. Gehalten wird die Marionette durch einen Faden, der direkt aus der Mitte des Kopfes nach oben geht. Ertasten Sie diesen Punkt mit den Fingern und »ziehen« Sie sich dabei nach oben.

Übung 2

Markieren Sie sich einen Punkt in exakter Augenhöhe, den Sie dann aus verschiedenen Entfernungen ansehen. So üben Sie, geradeaus zu blicken.

Entspannte Schultern

Hochgezogene Schultern als Dauerhaltung entstehen durch permanente Anspannung der Schultermuskulatur. Entspannen Sie deshalb Ihre Schultern und ziehen Sie sie bewusst in Richtung Boden. Integrieren Sie das bewusste Entspannen der Schultern in Ihren Alltag.

Übung 3

Kreisen Sie die Schultern nach hinten und nach vorn, ziehen Sie die Schultern in Richtung Ohren und lassen Sie sie wieder fallen. Wiederholen Sie das einige Male.

Übung 4

Die Schultern sind nun in entspannter Position. Bitten Sie einen Partner Ihnen die Schultern auszustreichen. Er soll am Oberkopf beginnen und auf beiden Seiten gleichzeitig langsam bis zu den Fingern leichten Druck ausüben. Das Ausstreichen wird einige Male wiederholt.

Aufrechtes Stehen

Durch einen falschen Ausgleich der veränderten Statik entsteht ein Rundrücken oder eine Hohlkreuzposition. Um wieder ins Lot zu kommen, ziehen Sie das Brustbein vor und aktivieren die Bauchmuskulatur.

Übung 5

Heben Sie das Brustbein und denken Sie sich Ihre Brüste als Scheinwerfer, die (wie beim Auto) nach vorn leuchten.

Übung 6

Aktivieren Sie Ihre Beckenbodenmuskulatur. Ziehen Sie den Bauchnabel ein und »heben« Sie ihn in Richtung Brustbein. Vergessen Sie nicht dabei zu atmen.

Parallele Fußstellung

Die meisten Menschen stehen unbewusst auf mehr oder minder ausgestellten Füßen. Gewöhnen Sie sich an, die Füße parallel zu stellen.

Übung 7

Malen Sie sich eine Linie auf die Fußmitte, beginnend am Spann und endend zwischen dem »Zeigezeh« und dem »Mittelzeh«. Stellen Sie während der Übungen beide Füße so nebeneinander, dass diese Linien immer parallel zueinander verlaufen, egal ob direkt aneinander, hüftbreit geöffnet oder mit gegrätschten Beinen.

Gesamthaltung

Eine gute aufrechte Haltung, bei der sich die Körper-längsachse im Lot befindet, ist nicht nur für die Vorbeugung von Verspannungsschmerzen notwendig. Auch die Organe profitieren davon: Der Sauerstoff kann vollständig die Lunge ausfüllen. Das Blut fließt ungehindert bis in die äußeren Gliedmaßen. Es kommt nicht zu Einquetschungen von Organen, insbesondere des Darms. Die Verdauung bleibt in Schwung.

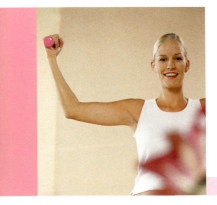

Am Anfang steht der Stand

Ausgangsstellungen

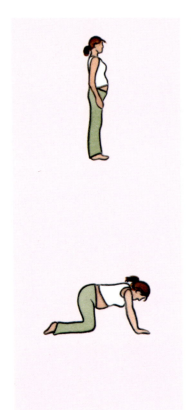

Stand
Sie stehen mit gerader Körperhaltung unter Berücksichtigung der natürlichen doppelten S-Form der Wirbelsäule, die Füße sind hüftbreit auseinander. Lassen Sie Ihre Knie locker und strecken Sie Ihre Brust heraus, halten Sie Ihre Schultern unten und blicken Sie geradeaus. Um nicht in eine Hohlkreuzposition zu kommen, aktivieren Sie Ihren Bauch und Beckenboden im Rahmen der Ganzkörperspannung.

Bankstellung
Stellen Sie Ihre Knie und Handgelenke senkrecht unter den Körper. Die Ellenbogen sind immer leicht gebeugt, nie durchgedrückt! Drehen Sie die Hände etwas nach innen ein, so dass die Ellenbeugen zueinander zeigen. Spannen Sie Ihren Körper an und halten Sie den Rücken gerade in der Waagerechten (unter Beachtung der natürlichen doppelten S-Form der Wirbelsäule). Damit Ihre Halswirbel in der Verlänge-

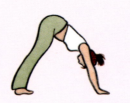

rung der Wirbelsäule sind, blicken Sie senkrecht zum Boden. Ziehen Sie die Schultern zurück, so dass ein langer Nacken entsteht.
Die Bankstellung wird oft im allgemeinen Sprachgebrauch als Vierfüßlerstand bezeichnet. Beim »echten« Vierfüßlerstand sind Hände und Füße auf dem Boden, Beine und Arme durchgestreckt, der Po ist der höchste Punkt.

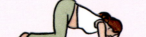

Unterarmstütz
Gehen Sie erst in die Bankstellung. Nun stützen Sie die Unterarme schulterbreit vollflächig ab. Die Handflächen befinden sich auf dem Boden und der Rücken senkt sich schräg mit dem Kopf nach unten.

Rückenlage mit aufgestellten Füßen
Legen Sie sich mit dem Rücken auf den Boden und stellen Sie Ihre Füße hüftbreit auf. Die Zehen können zur

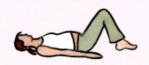

STARKES AUFTRETEN

Verstärkung angezogen werden. Die Beine sind in voller Länge parallel nebeneinander. Bitte beachten Sie die Vena-Cava-Syndrom-Gefahr und verändern Sie Ihre Lage, wenn es Ihnen übel wird oder Sie Schwindel verspüren!

Seitenlage

Sie liegen seitlich auf dem Boden. Zur Entlastung des Nackens legen Sie Ihren Kopf mit geradem Hals auf den unteren gebeugten Arm. Die Beine können zur Stabilisierung etwas gebeugt werden und Sie können sich mit der oberen Hand vor dem Körper in Brusthöhe abstützen.
Spannen Sie den Beckenboden an und aktivieren Sie Ihre Bauchmuskulatur, damit Sie nicht eine Hohlkreuzposition einnehmen. Der Rücken muss, unter Berücksichtigung der natürlichen doppelten S-Form der Wirbelsäule, lang bleiben.

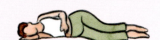

Sitzen mit Zusatzgerät Ball oder Stuhl

Setzen Sie sich so hin, dass Ihre Beine möglichst im 90-Grad-Winkel auf dem Boden stehen. Stellen Sie die Füße hüftbreit auf und strecken Sie die Brust heraus. Ziehen Sie Ihre Schultern nach unten und schauen Sie geradeaus. Um nicht in eine Hohlkreuzposition zu kommen, aktivieren Sie Ihren Bauch und Beckenboden im Rahmen der Ganzkörperspannung.

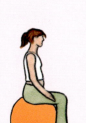

Fersensitz

Knien Sie sich hin und setzen Sie sich mit dem Po auf die Fersen. Strecken Sie Ihre Brust heraus, ziehen Sie Ihre Schultern nach unten und schauen Sie geradeaus. Um nicht in eine Hohlkreuzposition zu kommen, aktivieren Sie Bauch und Beckenboden im Rahmen der Ganzkörperspannung. Sollten Ihre Knie schmerzen, wechseln Sie in den Schneidersitz.

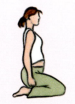

Päckchenstellung

Aus dem Fersensitz heraus legen Sie den Oberkörper auf den Oberschenkel ab. Mit zunehmendem Bauchumfang öffnen Sie die Knie entsprechend. Berühren Sie mit Ihrer Stirn den Boden bzw. eine erhöhte Unterlage (zum Beispiel ein Kissen) und legen Sie die Arme seitlich so neben dem Körper ab, dass die Handinnenflächen zur Decke zeigen. Sollte das zu Schwindel oder Atembeschwerden führen, legen Sie die Stirn auf die übereinander gestellten Fäuste.

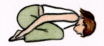

Kniestand

Knien Sie sich hin und bleiben Sie, von den Knien aufwärts, senkrecht. Strecken Sie das Hüftgelenk durch und die Brust heraus. Ziehen Sie Ihre Schultern nach unten und schauen Sie geradeaus. Um nicht in eine Hohlkreuzposition zu kommen, aktivieren Sie Ihren Bauch und Ihren Beckenboden im Rahmen der Ganzkörperspannung.

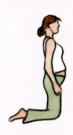

Kräfte mobilisieren

Muskelkräftigung

Die Kräftigung von Muskeln unterstützt Schwangerschaft, Geburt und Regenerationsphase. Dabei sollten Sie nicht nur die vordergründig betroffenen Muskelgruppen im Auge behalten, sondern sich bewusst machen, dass jeder körperliche Zustand immer ein Zusammenspiel aller Muskeln ist. In der Schwangerschaft wird der immer schwerer und größer werdende Babybauch von den Bauch- und Beckenbodenmuskeln gehalten, von den Rückenmuskeln und der Schultermuskulatur ausgeglichen und der Beinmuskulatur getragen. Bei der Geburt benötigen Sie Kraft, die ein trainierter Körper besser bereitstellen kann. In der Regenerierung hilft ein Training, die Rückbildung zu beschleunigen und gibt Kraft, den Belastungen des Alltags mit einem Baby standzuhalten.

In diesen Zeiten geht es nicht um den Aufbau von Muskelbergen. Es ist vielmehr das Training an sich, nämlich gezieltes und regelmäßiges An- und Entspannen der Muskeln. Daraus resultiert eine bessere Durchblutung, eine bewusste Atmung und der gezielte Umgang mit Anstrengung. Diese »Nebenwirkungen« sind besonders bei typischen Schwangerschaftsbeschwerden und bei der Geburt von Vorteil.

Dosieren Sie die Anzahl der Wiederholungen und die Wahl der Zusatzgeräte sowie deren Gewicht nach Ihrem Wohlbefinden. Das kann von Tag zu Tag variieren und ändert sich eventuell im Laufe der Schwangerschaft. Wenn Sie sich nicht so fit fühlen, sollten Sie trotzdem versuchen ein paar Wiederholungen auszuführen, verzichten Sie aber auf Zusatzgeräte. Beachten Sie beim Üben mit Hanteln, dass diese höchstens ein Kilogramm wiegen sollen.

Stellen Sie sich aus den folgenden Übungen individuell ein Programm mit 10 bis 12 Übungen zusammen oder nutzen Sie die ab Seite 120 vorgestellten Übungsreihen. Eine optimale Trainingseinheit besteht aus drei Sätzen zu je 12 Wiederholungen oder einer Trainingsdauer von 2 bis 3 Minuten pro Übung, möglichst dreimal die Woche. Auch Fortgeschrittene sollten darauf achten, sich nicht zu überfordern, denn die Schwangerschaft an sich ist bereits ein »Zusatzgerät«. Sehen Sie von Höchstleitungen ab, die können eher schädlich sein.

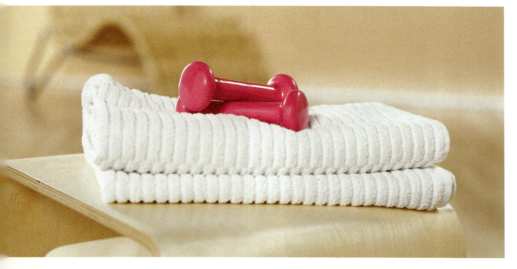

STARKES AUFTRETEN 43

Kräftigungs-
übungen

Power für den Beckenboden

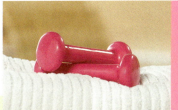

Der Beckenboden ist die wichtigste Muskelgruppe in der Schwangerschaft. Sie sollte in dieser Zeit sowohl gekräftigt als auch entspannt werden, damit sie die Schwangerschaft tragen und bei der Geburt ihre größtmögliche Dehnfähigkeit beweisen kann. Durch wechselnde Ausgangsstellungen variieren Sie die natürliche Belastung des Beckenbodens durch die Schwerkraft.

Übung 1

1 Setzen Sie sich in den Schneidersitz. Spannen Sie Ihre unterste Beckenbodenschicht in folgender Reihenfolge an: Erst um die Harnröhre, dann um die Vagina und danach um den After.
Um die Effektivität der Übung zu unterstützen, können Sie dabei »Lick, Lack, Lock« sprechen, denn der Mundboden ist reflektorisch mit dem Beckenboden verbunden.

Übung 2

Gehen Sie in den Unterarmstütz (siehe Seite 40). Ziehen Sie mit der mittleren Beckenbodenschicht die Sitzbeinhöcker zueinander und verengen Sie dadurch das Becken.

Übung 3

Legen Sie sich auf den Rücken und stellen Sie Ihre Beine auf (siehe Seite 40/41). Ziehen Sie mit der inneren Beckenbodenschicht das Steißbein zum Schambein, so dass der untere Rücken sich dem Boden annähert.

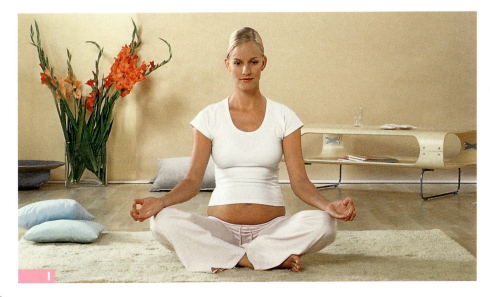

1

Übung 4

Setzen Sie sich auf den Boden und strecken Sie Ihre Beine aus. Spannen Sie Ihre drei Öffnungen an (siehe Übung 1), ziehen Sie Ihre Sitzbeinhöcker zueinander und dann das Steißbein fächerförmig nach vorn.

Übung 5

Stellen Sie sich vor, Sie hätten eine Seerose in Ihrer Vagina. Wenn Sie einatmen, blüht die Seerose nach außen auf und entfaltet ihre Blütenblätter, bei der Ausatmung zieht sich die Seerose zusammen und schließt sich. Integrieren Sie diese Übung in den Alltag, damit Ihr Beckenboden sich im Idealfall bei jedem Atemzug so mitbewegt.

TIPP

Nutzen Sie auch die Übungen aus dem Rückbildungsprogramm, um den Beckenboden mit vielen Variationen zu trainieren.

**Kräftigungs-
übungen**

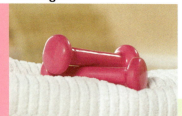

Weitere Top-Übungen für den Beckenboden

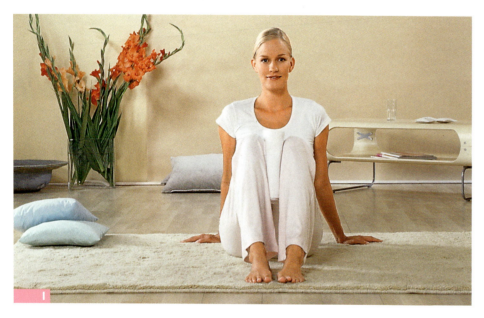

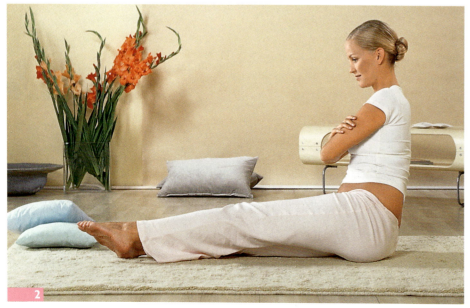

Übung 6

1 Setzen Sie sich hin und stellen Sie Ihre Beine auf. Nehmen Sie ein Handtuch zwischen Ihre Knie und pressen Sie es fest zusammen. Aktivieren Sie sowohl den Beckenboden als auch die Muskulatur der Oberschenkel-Innenseite.

Übung 7

2 Setzen Sie sich auf den Boden und strecken Sie Ihre Beine eng nebeneinander nach vorn aus. Erspüren Sie Ihre Sitzbeinhöcker auf dem Boden. Heben Sie nun mit der Kraft Ihres Beckenbodens Ihre Gesäßhälften im Wechsel an und »laufen« Sie dabei mindestens zehn Schritte nach vorn und auch wieder zurück. Wiederholen Sie diese Bewegungen mehrmals und »laufen« Sie in verschiedene Richtungen. Beziehen Sie Ihren Beckenboden aktiv mit in die Bewegung ein.

Übung 8

Setzen Sie sich in den Schneidersitz. Stellen Sie sich vor, Sie hätten einen kleinen Fahrstuhl in der Vagina. Fahren Sie mit diesem Fahrstuhl in den 1., 2., 3. und 4. Stock und dann Stockwerk für Stockwerk wieder zum Erdgeschoss herunter. Wiederholen Sie diese Übung 5-mal und variieren Sie die Reihenfolge der Stockwerke.
Diese Übung erfordert Ruhe und Geduld. Wenn Sie aber erst einmal geübt sind, können Sie zu jeder Zeit die »Fahrstuhlübung« in Ihren Alltag integrieren.

STARKES AUFTRETEN 45

Übung 9

3 Gehen Sie in den Fersensitz (siehe Seite 41). Spannen Sie nun den gesamten Beckenboden an. Beginnen Sie mit den drei Öffnungen, ziehen Sie dann die Sitzbeinhöcker zueinander und abschließend das Steißbein zum Schambein (siehe Übung 4). Heben Sie jetzt Ihr Gesäß an, bis die Kniegelenke einen rechten Winkel bilden und senken Sie es wieder ab. Führen Sie zum Gegentest die gleiche Bewegung ohne Aktivierung Ihres Beckenbodens aus. Sie werden merken, dass Sie jetzt Ihren Oberkörper als Gewicht brauchen, um nach oben zu kommen. Die Bewegung ist nicht so flüssig.

Übung 10

4 Gehen Sie in eine breite Hocke. Stellen Sie Ihre Füße so weit auseinander, dass Sie Ihre Fersen noch auf den Boden abstellen können. Legen Sie Ihre Ellenbogen von innen an Ihre Knie und die Handflächen aneinander. Damit haben Sie eine optimale Geburtsstellung, bei der Sie dann auch den Geburtshocker zu Hilfe nehmen können. Spannen Sie in dieser Position vorn, in der Mitte und hinten die unterste Beckenbodenschicht an. Ziehen Sie Ihre Sitzbeinhöcker zueinander und dann Ihr Steißbein zum Schambein (siehe Übung 4). Lassen Sie nach 20 Sekunden den Beckenboden wieder los und atmen Sie tief in den Beckenboden (siehe Übung 5). Führen Sie diese Übung nicht durch, wenn Sie Schmerzen im vorderen Beckenbereich haben, sonst würden Sie Ihre Symphyse zu sehr belasten.

Übung 11

Legen Sie sich zur Entspannung bequem auf die Seite. Stützen Sie Ihre Knie mit einigen Kissen ab. Stellen Sie sich noch einmal die Seerose in Ihrer Vagina vor und lassen Sie die Blüte aufblühen und sich wieder zurückziehen (siehe Seite 43, Übung 5).

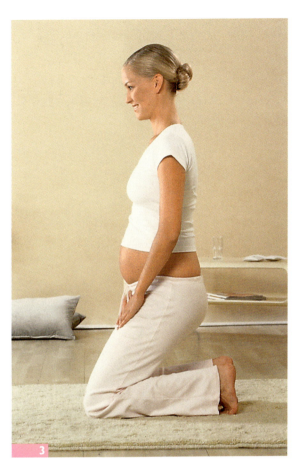

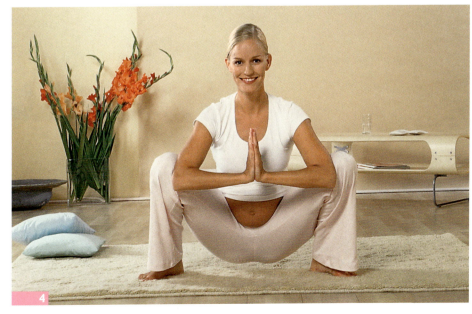

46
**Kräftigungs-
übungen**

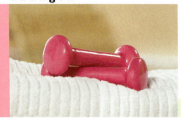

Für einen starken Rücken

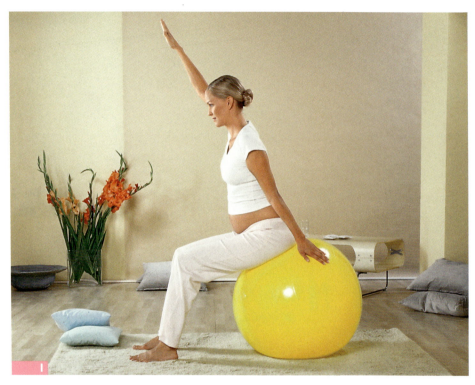

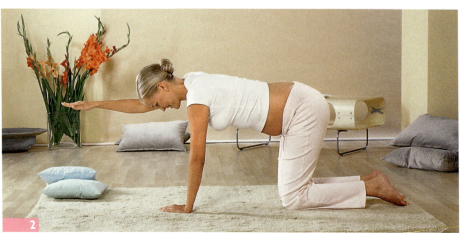

Die Rückenstrecker liegen links und rechts an der Wirbelsäule. Sie sind wichtig für eine aufrechte Haltung. Hätten wir diese Muskeln nicht, würden wir in uns zusammensinken. Je aufrechter Sie gehen, desto weniger Rückenschmerzen haben Sie. Und das Baby hat mehr Platz.

Übung 1

1 Setzen Sie sich auf einen Pezzi-Ball oder Stuhl und neigen Sie den Oberkörper leicht nach vorn. In dieser Haltung heben Sie abwechselnd die Arme gestreckt vor dem Körper bis in Kopfhöhe. Verändern Sie Ihre Handposition: Daumen, kleiner Finger, Handinnenflächen- oder Handaußenflächen zeigen nach oben. Dadurch können andere Muskelanteile trainiert werden.

Übung 2

2 Gehen Sie in die Bankstellung (siehe Seite 40). Heben Sie abwechselnd einen Arm bis auf Schulterhöhe nach vorn und lassen Sie dabei die Handinnenfläche nach unten zeigen. Achten Sie darauf, dass der Kopf in Verlängerung der Wirbelsäule bleibt und führen Sie die Schultern in Richtung Gesäß. Spannen Sie den ganzen Körper an und führen Sie das Kinn etwas zum Brustbein, um ein Durchhängen des Oberkörpers zu verhindern.
Sie können zudem das gegenüberliegende Bein in die Waagerechte heben.

STARKES AUFTRETEN 47

Übung 3

3 Bleiben Sie in der Bankstellung und heben Sie abwechselnd eine Hand seitlich auf Schulterhöhe. Halten Sie dabei die Hand konstant waagerecht zum Boden. Variieren Sie, indem Sie die Handstellung verändern: Einmal zeigt der Daumen nach oben, dann der kleine Finger, die Innenfläche der Hand und abschließend der Handrücken. So beanspruchen Sie unterschiedliche Muskelanteile. Ziehen Sie die Schulterblätter bewusst zusammen und bringen Sie die Schultern in Richtung Gesäß. Wenn Sie den Arm im Ellenbogen beugen, ist die Hebelkraft nicht so groß und die Übung deshalb nicht so anstrengend.

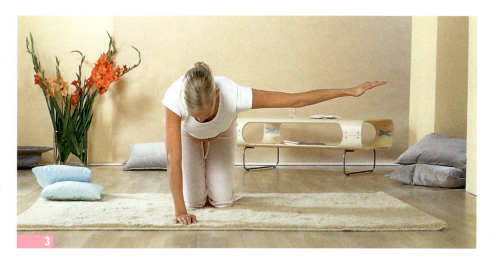

Übung 4

4 Bleiben Sie in der Bankstellung und führen Sie ein Knie und die Nase zur Körpermitte. Ziehen Sie das Kinn zur Brust und den Oberschenkel zum Bauch. Dabei wird die Wirbelsäule rund.

5 Strecken Sie das Bein nach hinten aus und bringen Sie den Kopf in die Verlängerung der Wirbelsäule. Lassen Sie ein Doppelkinn entstehen, indem Sie das Kinn leicht zum Hals ziehen. Heben Sie das gestreckte Bein nicht höher als Ihre Hüfte, da sonst eine zu starke Krümmung und Belastung der unteren Wirbelsäule entsteht. Zur Verstärkung der Übung können Sie ein Gummiband (Tube) benutzen. Das Band wird um den Fuß gelegt, vom Knie fixiert und mit den Händen gesichert. Der Widerstand des Bandes erhöht die Muskelarbeit. Spannen Sie die Gesäßmuskulatur während der Übung an. Wechseln Sie die Seite.

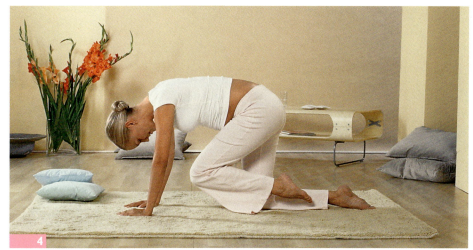

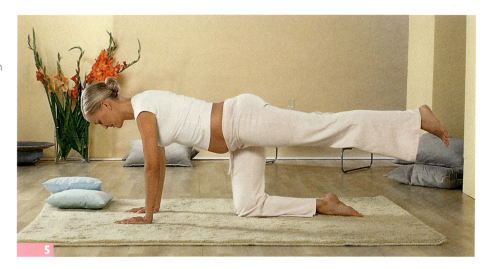

48

**Kräftigungs-
übungen**

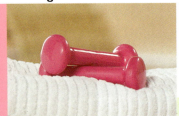

Kraft für
die Schultern

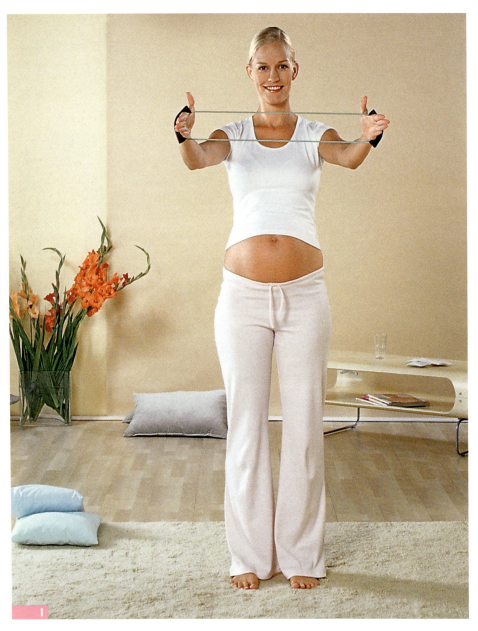

Im gesamten Rückenbereich, von der Schulter bis zur Taille, verlaufen verschiedene Schultergürtelmuskeln, die teilweise an den Bewegungen der Arme beteiligt sind. Die Schultermuskulatur hält Schulterblatt und Schlüsselbein in ihrer Position. Der mittlere Teil zieht die Schulterblätter zusammen. Die oberen Anteile heben das Schulterblatt an und helfen, es zu drehen. Die unteren Muskelbündel ziehen es nach unten. Die Stützmuskulatur des Rumpfes unterstützt die korrekte Ausführung der folgenden Bewegungen. Sie gehört zur Rückenmuskulatur und arbeitet eng mit ihr zusammen. Werden Hanteln als Zusatzgerät verwendet, sollte das Gewicht maximal 1 Kilogramm betragen.

Übung 1

1 Begeben Sie sich in den Stand (siehe Seite 40) oder Kniestand (siehe Seite 41). Strecken Sie beide Arme vor dem Körper aus, nehmen Sie ein langes Gummiband doppelt und halten Sie es mit den Händen fest. Lassen Sie die Handgelenke nicht nach oben oder unten abknicken. Ziehen Sie das Gummiband langsam auseinander, während die Arme so weit oben wie möglich bleiben. Belasten Sie Ihre Arme gleich stark und halten Sie Ihre Schultern tief.

Übung 2

2 Ihre Ausgangsposition ist der Stand (siehe Seite 40). Strecken Sie die Arme mit einem Gummiband in den Händen nach oben.

STARKES AUFTRETEN 49

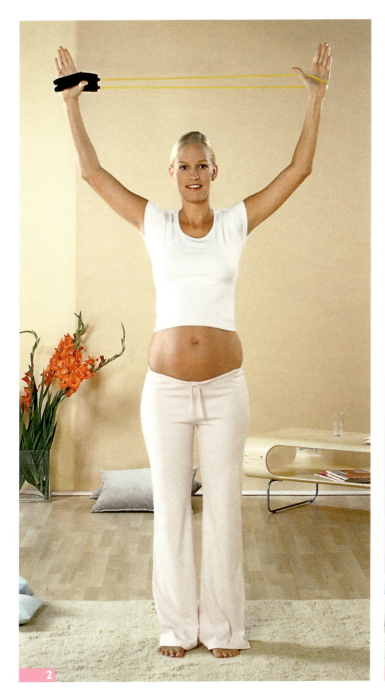

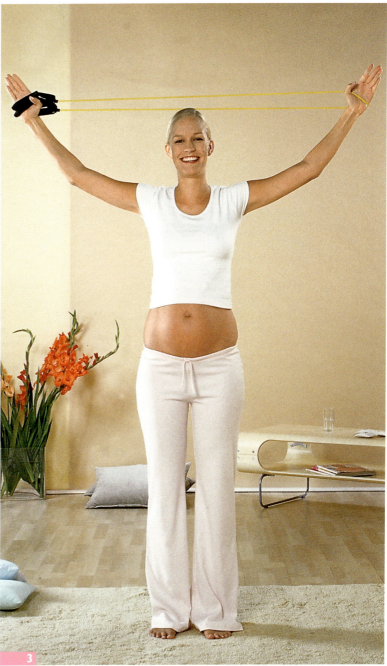

3 Ziehen Sie das Band hinter dem Körper kräftig und langsam auseinander. Sie können den Schweregrad variieren, indem Sie das Band in verschiedenen Längen verwenden. Ihre Handgelenke sollten in einer Linie bleiben und nicht abknicken. Halten Sie den Kopf in Verlängerung der Wirbelsäule. Auch wenn Sie die Bewegung als anstrengend empfinden, üben Sie möglichst technisch korrekt und führen Sie weniger Wiederholungen aus.

Kräftigungsübungen

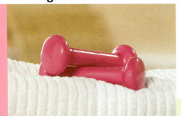

Noch mehr Übungen
für die Schultern

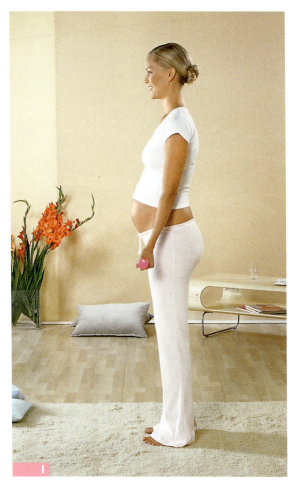

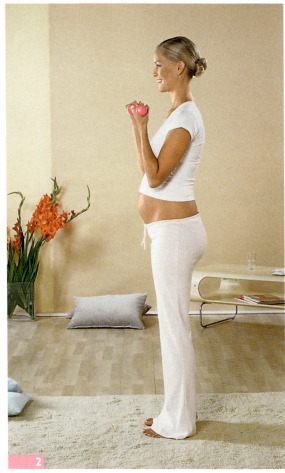

Übung 3

1 Bleiben Sie im Stand. Halten Sie in jeder Hand eine Hantel. Die Arme sind fast gestreckt, die Ellenbogen sind bewegungsbereit. Achten Sie besonders bei der Arbeit mit Zusatzgewichten darauf, dass Sie die Beckenboden- und Bauchmuskulatur anspannen.

2 Beugen Sie die Arme und führen Sie die Hanteln zu den Schultern. Der Oberarm soll senkrecht nach unten hängen. Die Schultern sind entspannt und befinden sich ebenfalls unten.
Bereiten Sie sich nun auf die nächste Belastung vor, indem Sie nochmals die Beckenboden-, Bauch- und Rückenmuskulatur fest anspannen.

STARKES AUFTRETEN

3 Nun folgt eine zweiteilige Bewegung: Zuerst heben Sie die Oberarme in die Waagerechte (Ober- und Unterarm bilden einen rechten Winkel). Dann bringen Sie die Unterarme in voller Länge zueinander. Kehren Sie in umgekehrter Reihenfolge zur Ausgangsposition zurück. Wenn Sie das Belastungsniveau reduzieren wollen, können Sie auch auf die Hanteln verzichten.

Übung 4

4 Begeben Sie sich in den Fersensitz (siehe Seite 41) oder Kniestand (Seite 41) und heben Sie seitlich beide Arme. Halten Sie die Arme ausgestreckt und lassen Sie abwechselnd die Handinnenflächen, die Daumen, die Handrücken und die kleinen Finger nach oben zeigen. Verweilen Sie in der anstrengendsten Stellung etwas länger, da dort ein Schwachpunkt besteht und der Trainingseffekt am größten ist. Wenn Sie das Belastungsniveau reduzieren wollen, verzichten Sie auf die Hanteln.

Variation

Die gleiche Bewegung wie bei Übung 4 findet nun vor dem Körper statt.
Um andere Muskeln zu beanspruchen, sollten Sie auch die Handinnenflächen nach außen zeigen lassen. Meist werden dadurch Muskeln gekräftigt, die besonders schwach trainiert sind.

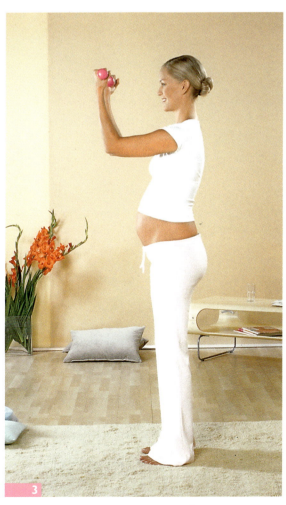

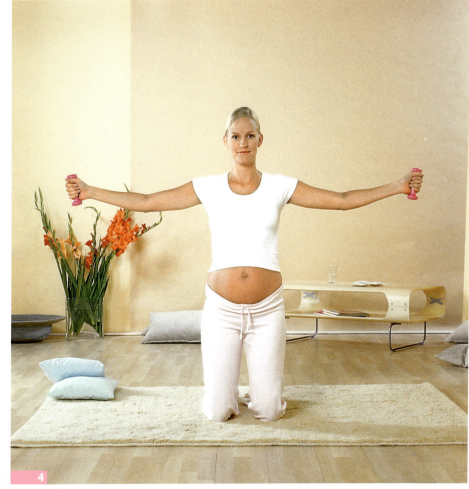

Kräftigungsübungen

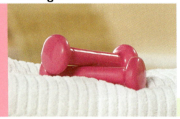

Für eine straffe Brust

Die Brustmuskulatur hebt den Arm nach vorn, rotiert die Schulter nach innen und stabilisiert das Schlüsselbein.

Übung 1

1 Gehen Sie in den Liegestütz, wobei Sie die Oberschenkel auf einen Pezzi-Ball ablegen und sich mit den leicht eingedrehten Händen senkrecht auf den Boden stützen. Nun führen Sie Liegestütze aus, indem Sie die Ellenbogen beugen und strecken. Eine kleine Bewegung ist ausreichend. Achten Sie darauf, dass die Ellenbogen nie vollständig gestreckt sind. Wenn Probleme mit den Handgelenken auftreten, formen Sie die Hände zu Fäusten oder benutzen kleine Hanteln als Stützbarren.

Variation

2 Die Übung können Sie wahlweise auch im Vierfüßlerstand oder in der Bankstellung (siehe Seite 40) ausführen. Kreuzen Sie gegebenenfalls in der Luft die Unterschenkel, damit das Gewicht vor den Knien liegt.

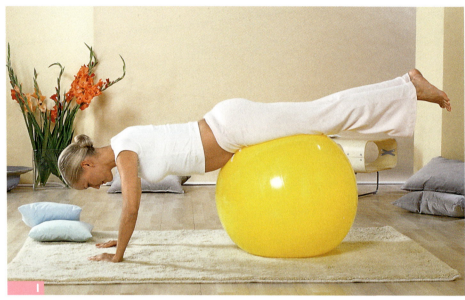

Übung 2

3 Setzen Sie sich auf einen Pezzi-Ball oder auf einen Stuhl. Winkeln Sie die Arme an, legen Sie die Handflächen aneinander. Berühren Sie mit den Daumen das Brustbein. Drücken Sie die Handinnenflächen fest aufeinander und halten Sie den Druck. Lösen Sie die Spannung und drücken Sie dann erneut.

STARKES AUFTRETEN 53

Variation

Verändern Sie die Übung, indem die Hände in entgegengesetzte Richtungen zeigen, so dass die Handteller ineinander liegen. Dadurch beanspruchen Sie einen anderen Muskelanteil. Bitte auch während der Anspannung die Schultern unten halten.

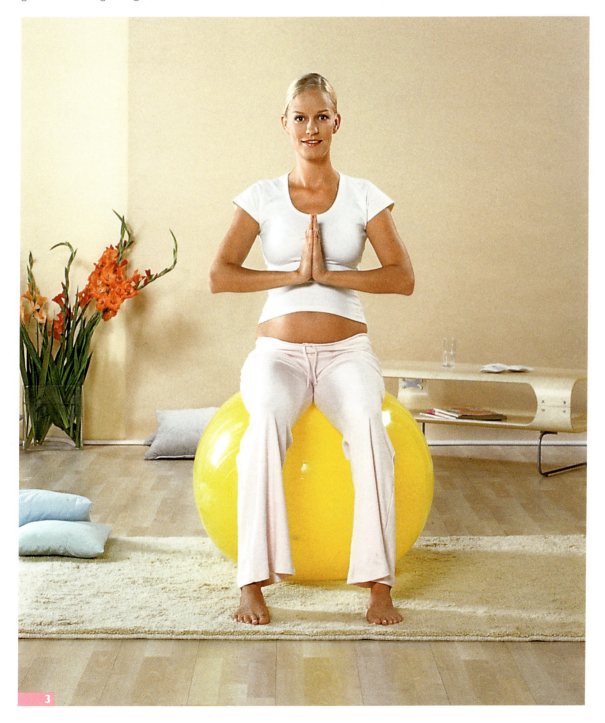

**Kräftigungs-
übungen**

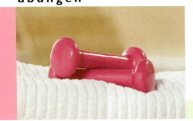

Schöne Arme

Der wichtigste Armbeuger ist der Bizeps, der wichtigste Strecker der Trizeps. Ein untrainierter Trizeps ist die Ursache für unschöne Oberarme, denn mit dem Alter verliert die Haut an Elastizität und hängt schlapp am Oberarm herunter.

Übung 1

1 Sie halten in jeder Hand eine leichte Hantel. Im Stand (siehe Seite 40) winkeln Sie die Ellenbogen nach vorn an.

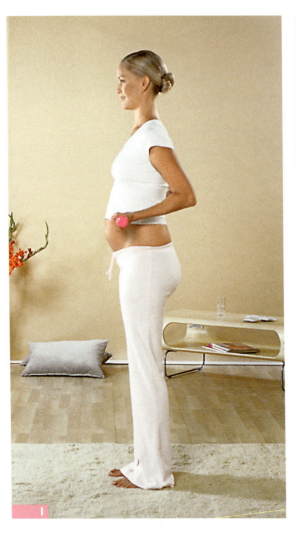

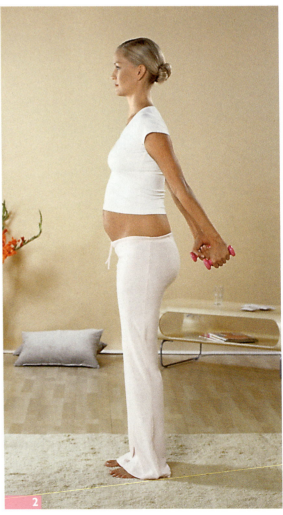

2 Führen Sie folgende zweiteilige Bewegung aus: Ziehen Sie die Ellenbogen erst zurück hinter den Körper. Dann führen Sie die Hände so weit nach unten, dass der ganze Arm eine Linie beschreibt. Beugen und strecken Sie die Ellenbogen stets ohne Schwung. Um das Belastungsniveau zu senken, können Sie auch auf die Hanteln verzichten.

Übung 2

3 Bleiben Sie im Stand und bringen Sie einen Ellenbogen neben den Kopf, so dass der Oberarm senkrecht nach oben zeigt, der Unterarm aber locker nach unten hängt. Stabilisieren Sie diese Haltung mit dem anderen Arm, indem Sie die Hand locker auf den Ellenbogen legen. Damit soll vor allem gesichert werden, dass der Oberarm direkt neben dem Kopf bleibt.

4 Strecken Sie Ihre Hand nach oben und dann wieder nach unten. Dabei zeigen nacheinander Handrücken, kleiner Finger und Handinnenfläche in Bewegungsrichtung. Wechseln Sie den Arm. Sie können diese Haltung stabilisieren, indem Sie den beanspruchten Oberarm mit der anderen Hand stützen.

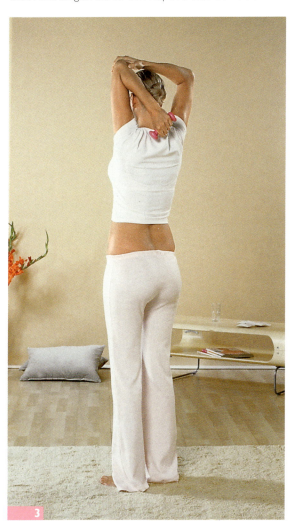

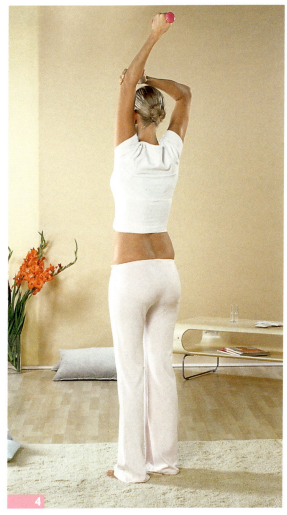

56

**Kräftigungs-
übungen**

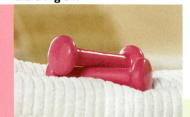

Die Arme
abwechslungsreich trainieren

Übung 3

1 Stellen Sie sich auf die Mitte eines langen Gummibands (Tube). Nehmen Sie je ein Ende in eine Hand. Lassen Sie die Knie- und Ellenbogengelenke immer leicht gebeugt, damit diese nicht überlastet werden. Achten Sie darauf, dass die Unterarme nicht abknicken.

2 Ziehen Sie erst die Hände auf Schulterhöhe.

3 Führen Sie dann auch die Ellenbogen nach oben. Ober- und Unterarm sind im rechten Winkel. Um das Belastungsniveau zu senken, können Sie auch nur auf einer Seite üben. Wählen Sie dabei eine angenehme Länge des Gummibands.

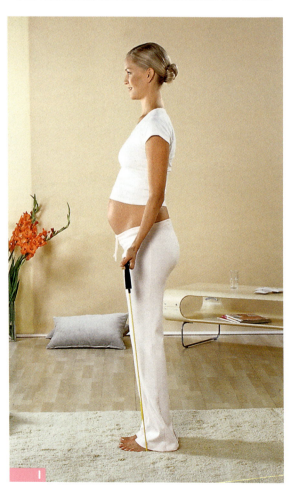

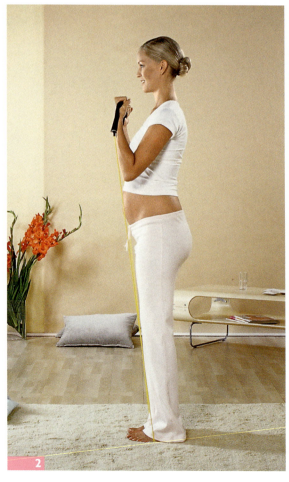

STARKES AUFTRETEN 57

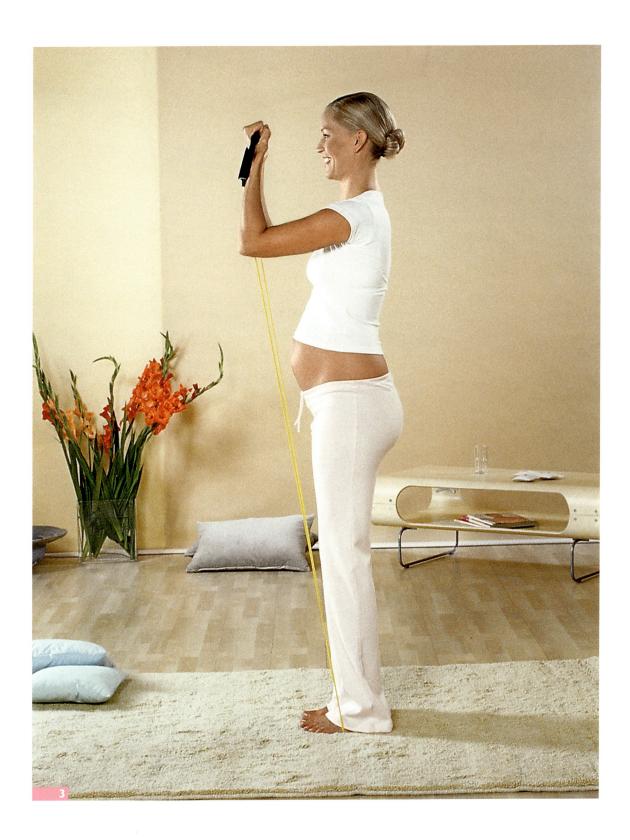

3

58
**Kräftigungs-
übungen**

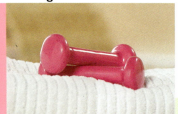

Den Bauch
sanft aktivieren

Die Bauchmuskulatur hält verschiedene Organe an ihrem Platz. Sie ist mit dem Beckenboden und der Rückenmuskulatur für eine aufrechte Haltung zuständig.

Übung 1

1 Begeben Sie sich in die Rückenlage mit aufgestellten Füßen (siehe Seite 40/41). Heben Sie das linke Bein. Legen Sie die rechte Hand knapp über dem linken Knie am Oberschenkel auf. Spannen Sie den Beckenboden an. Indem Sie mit der Handfläche leichten Druck auf das Knie ausüben, erzeugen Sie eine Ringanspannung von Bein-, Arm- und Bauchmuskulatur. Die

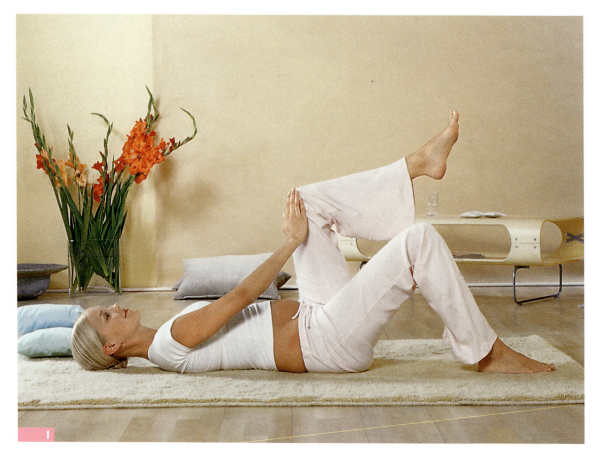

schräge Bauchmuskulatur soll lediglich aktiviert werden. Wechseln Sie die Seite.
Diese Übung wirkt einer Hyperlordose (Hohlkreuz) entgegen und vermindert somit Kreuz- und Rückenschmerzen.

Variation

Sollte Ihnen die Rückenlage unangenehm sein bzw. Schwindel verursachen, gehen Sie in die Bankstellung (siehe Seite 40). Die Übungsausführung ist die gleiche wie zuvor beschrieben.

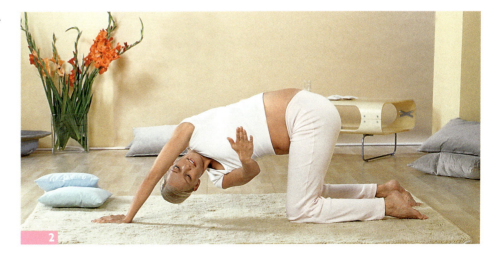

Übung 2

2 In der Bankstellung (siehe Seite 40) strecken Sie den rechten Arm unter dem Körper durch. Die Handflächen und der Arm ziehen in Richtung Decke. Ziehen Sie die Schulter und den Kopf, so weit es geht, hinterher.
Folgen Sie der Hand mit Ihrem Blick. Verweilen Sie kurz in dieser Position und atmen Sie lange aus.

3 Ziehen Sie den Arm und Oberkörper wieder zurück. Öffnen Sie nun den rechten Arm auf der rechten Seite lang und weit nach oben. Der Arm soll gerade ausgestreckt werden, damit sich die Brustmuskulatur öffnet. Die Schulterblätter werden stark zusammengezogen. Auch da folgen Schulter und Kopf der Bewegung und die Augen blicken der Hand hinterher. Verweilen Sie kurz auch in dieser Position und atmen Sie tief ein. Wechseln Sie die Seite.

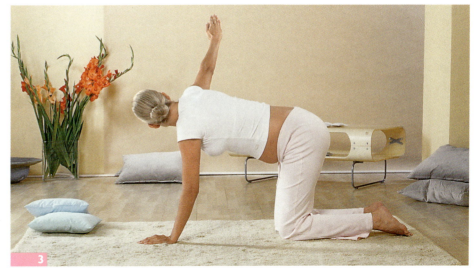

Übung 3

4 Bleiben Sie in der Bankstellung. Blicken Sie über die linke Schulter zum Gesäß und ziehen Sie dabei seitlich Becken und Rippenbogen zusammen.
Halten Sie den Rücken gerade und fallen Sie nicht in die Hohlkreuzposition. Wechseln Sie die Seite.

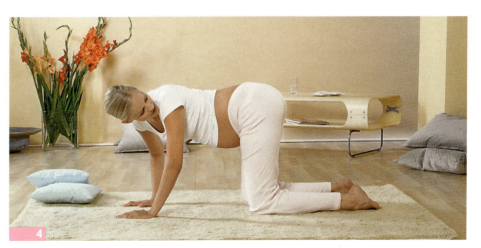

Kräftigungsübungen

Ein fester Po

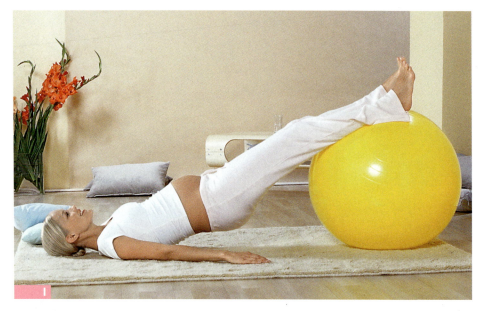

Die Gesäßmuskeln bewegen die Hüftgelenke und ermöglichen die verschiedenen Bewegungsrichtungen der Oberschenkel. Der mittlere Anteil der Gesäßmuskulatur ist ein wichtiger Stabilisator im Hüftgelenk und ein Haltungsmuskel, da er das Absinken des Beckens beim Gehen oder Laufen verhindert. Der große Gesäßmuskel, der oft sehr kräftig ausgebildet ist, hat beim Laufen oder Klettern seine größte Bedeutung.

Übung 1

1 Legen Sie in Rückenlage die Füße parallel auf einen Pezzi-Ball oder Stuhl. Heben Sie das Gesäß und bringen Sie den ganzen Körper auf eine Linie. Führen Sie das Gesäß und somit den Körper nicht zu hoch, denn dann fallen Sie in eine Hohlkreuzposition. Die Knie zeigen nach oben. Schultergürtel und Kopf bleiben fest auf dem Boden liegen. Abwechselnd das Gesäß heben und senken.

Übung 2

2 Bleiben Sie in der Rückenlage und stellen Sie die Füße parallel zueinander auf (siehe Seite 40/41). Die Füße berühren sich dabei über die ganze Innenkante. Heben Sie das Gesäß und bringen Sie den ganzen Körper auf eine Linie. Bleiben Sie auf dem Schultergürtel liegen und halten Sie die Halswirbel gerade. Zur Stabilisierung legen Sie die Arme seitlich neben dem Körper auf den Boden.

3 Strecken Sie nun abwechselnd ein Bein, bis es eine Linie mit dem Körper darstellt. Achten Sie darauf, dass beim Anheben des Gesäßes die Oberschenkel parallel bleiben und die Knie sich berühren. Spannen Sie die Gesäßmuskulatur nochmals kräftig an, damit das Gesäß nicht absackt.
Die Hände ziehen bei dieser Übung am Boden zu den Fersen. Dadurch bleibt die Halswirbelsäule lang und gestreckt. Die Schulterblätter befinden sich flach auf dem Boden.

Übung 3

4 Gehen Sie in den Unterarmstütz (siehe Seite 40). Heben Sie das Knie bis auf Hüfthöhe, die Fußsohle zeigt in Richtung Decke. Spannen Sie dabei die Bauch- und Beckenbodenmuskulatur fest an, damit Sie nicht in ein Hohlkreuz fallen. Bei angespannter Rumpfmuskulatur kann man das Bein auch nicht zu hoch ziehen. Achten Sie darauf, dass Sie die Schulterblätter zusammenziehen. Dadurch fallen Sie in der Brustwirbelsäule nicht zusammen und halten die Gesamtkörperspannung. Wechseln Sie anschließend die Seite.

Variation

5 Verändern Sie die Übung, indem Sie das Bein in die Waagerechte strecken.
Heben Sie das Knie nicht höher als auf Hüfthöhe, sonst überstrecken Sie den Rücken (Hohlkreuz). Üben Sie mit beiden Beinen.

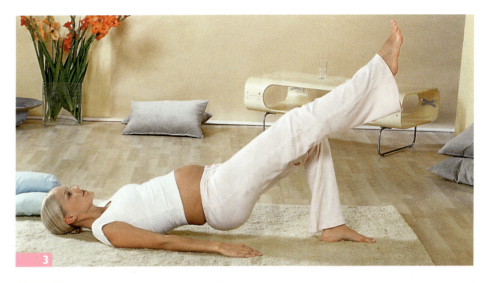

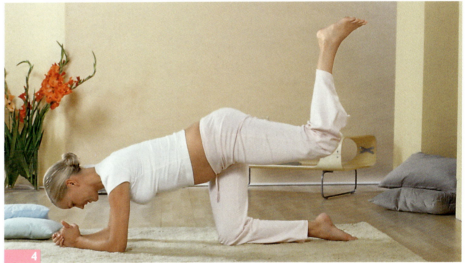

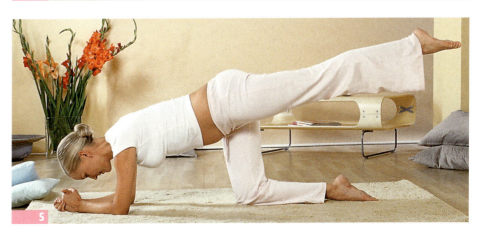

**Kräftigungs-
übungen**

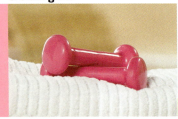

Perfekte Beine

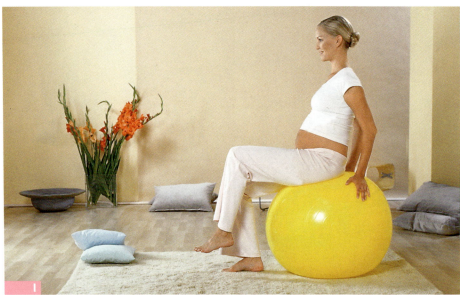

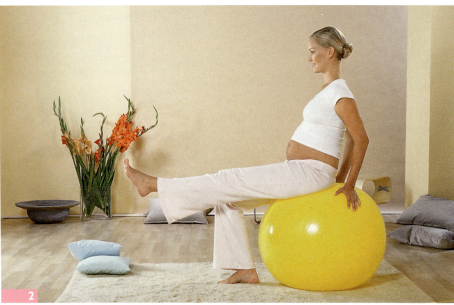

Die Abduktoren sind Muskeln, die auf Hüfthöhe entspringen, außen entlang des jeweiligen Oberschenkels liegen und für das Abspreizen des Beines zuständig sind. Als Gegenspieler dient die Muskelgruppe an der Innenseite der Oberschenkel, mit der wir das Bein nach innen ziehen. Es handelt sich um die Adduktoren.

Übung 1

1 Setzen Sie sich auf einen Pezzi-Ball (siehe Seite 41). Achten Sie auf einen aufrechten Rücken und lehnen Sie sich nicht zurück. Nutzen Sie die Arme zur Stabilisation. Heben Sie abwechselnd ein Knie auf Hüfthöhe an.

2 In dieser hüfthohen Position strecken Sie dann das Bein. Senken Sie das Bein wieder langsam und wechseln Sie die Seite.

Übung 2

3 Sie liegen ausgestreckt auf der rechten Seite (siehe Seite 41). Legen Sie den Kopf mit dem Ohr auf den Oberarm. Stellen Sie den linken Fuß hinter das rechte gestreckte Bein. Heben Sie das untere Bein langsam und bewusst nach oben, bis Sie Ihre natürliche Grenze erreichen. Es wird der vordere Anteil der Adduktoren gekräftigt. Führen Sie die Bewegung unbedingt in korrekter Beinhaltung (Kniegelenk und Fußspitze zeigen nach vorn) durch. Wechseln Sie anschließend die Seite und führen Sie die Übung mit dem anderen Bein durch.

STARKES AUFTRETEN 63

Variation

4 Verändern Sie die Übung, indem Sie das obere Bein nach vorn stellen. Dabei wird der hintere Anteil der Adduktoren gekräftigt. Beziehen Sie den Beckenboden durch entsprechende Anspannung mit ein und üben Sie mit beiden Beinen.

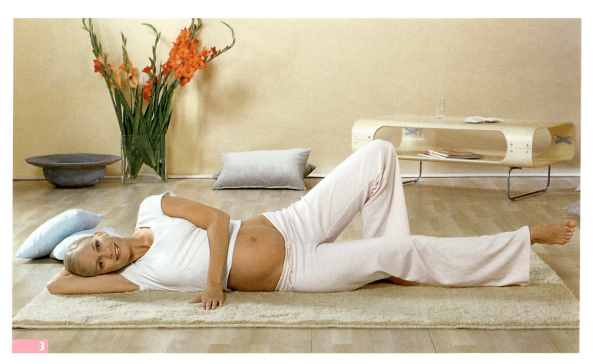

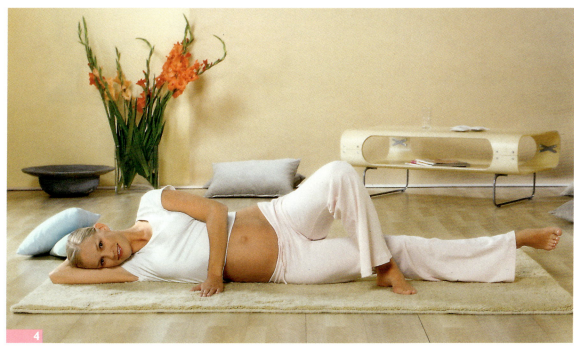

Kräftigungs-übungen

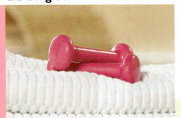

Die Beine trainieren
mit Spaß

Übung 3

1 Stützen Sie Ihren Oberkörper seitlich auf den Pezzi-Ball. Ziehen Sie die Schultern weg von den Ohren. Heben Sie das obere Bein langsam und bewusst seitlich an, bis Sie Ihre natürliche Grenze erreichen. Führen Sie die Bewegung unbedingt in korrekter Beinhaltung aus: Entweder zeigen Kniegelenk und Fußspitze nach vorn oder schräg nach unten. Wechseln Sie die Seite.

Variationen

2 Um das Belastungsniveau zu verändern, können Sie die Übung auch in der Seitenlage (siehe Seite 41) ohne Pezzi-Ball ausführen.

3 Auch das Üben im Stand ist möglich. Stützen Sie sich an einer Wand oder einem Stuhl ab, wenn Sie unsicher stehen, und legen Sie ein kurzes Gummiband um die Fußgelenke.

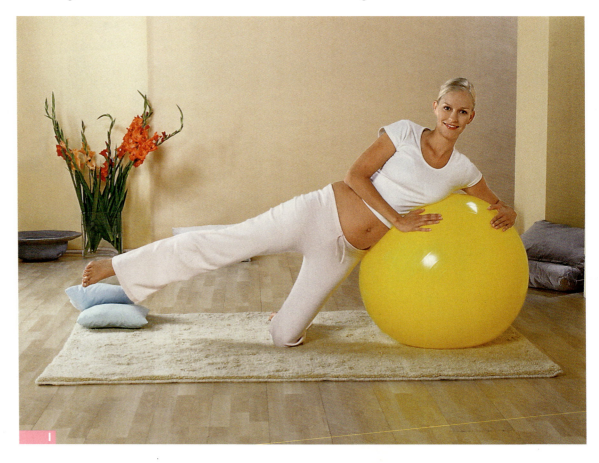

STARKES AUFTRETEN 65

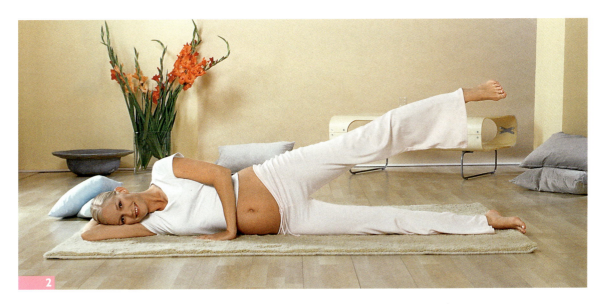

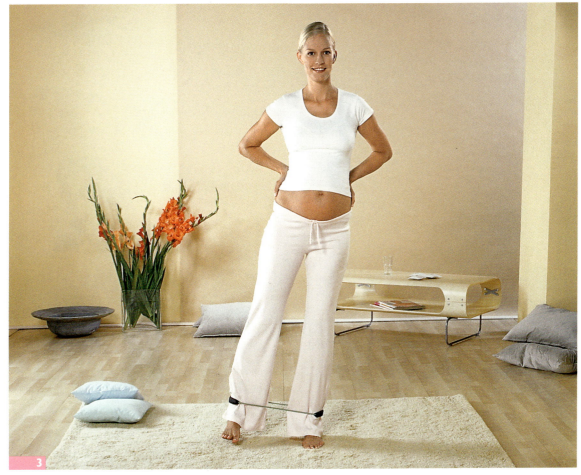

Ausgedehntes Finale

Die Muskeln dehnen

Durch den veränderten Hormonspiegel sind die Gelenke der Schwangeren aufgelockert und weich. Dehnen Sie deshalb vorsichtig. Schmerzen dürfen auf gar keinen Fall auftreten. Die Dehnübung muss dann abgebrochen werden.

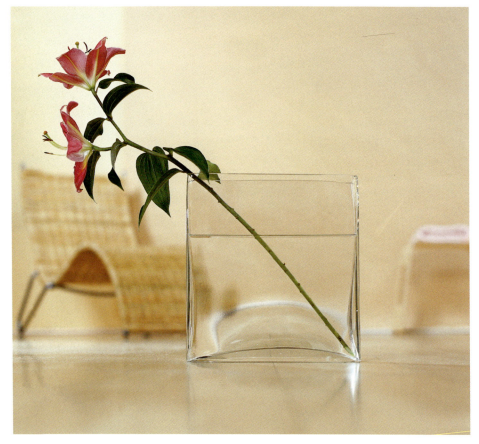

Trotzdem gibt es Muskeln, die speziell in der Schwangerschaft zur Verkürzung neigen und deren Dehnung wichtig ist. Die Brustmuskulatur zieht die Schultern durch die vergrößerte Brust weiter nach vorn und verkürzt sich. Der Hüftbeuger, der ohnehin zur Verkürzung neigt, zieht sich mit wachsendem Bauch weiter zusammen. Das Gleiche gilt für die Muskeln, die die Kniekehle bilden. Außerdem sollten alle bei den sportlichen Aktivitäten beanspruchten Muskeln gedehnt werden, um Kontraktionsrückstände und Muskelverkürzungen zu verhindern und Muskelkrämpfe zu vermeiden. Da die Herzfrequenz sich während der Dehnphase senkt, ist darauf zu achten, dass der Schwangeren die positiven Eigenschaften des vorherigen Trainings, wie die Kreislauferhöhung, die Durchblutung des gesamten Körpers und die Umwälzung der Wassereinlagerungen, nicht wieder verloren gehen. Der Kreislauf mindert seine Aktivität vom Stehen über das Sitzen bis zum Liegen. Es gilt folgende Faustregel: Je näher der Körper dem Boden ist, desto niedriger ist die Herzaktivität. Eine Mischung aus Dehnübungen im Stand, im Sitzen und im Liegen ist deshalb ratsam. Dynamisches Dehnen und Nachwippen sollten vermieden werden, da die Bänder und Muskeln sehr leicht überdehnt oder verletzt werden können.

Die verschiedenen Dehnungspositionen können ineinander übergehen, damit Sie sich nicht ständig vom Boden zum Stand oder von der einen Seite zur anderen bewegen müssen. Atmen Sie während der Dehnbewegung aus.

STARKES AUFTRETEN 67

Eine Wohltat
für den ganzen Körper

Dehnübungen

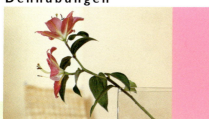

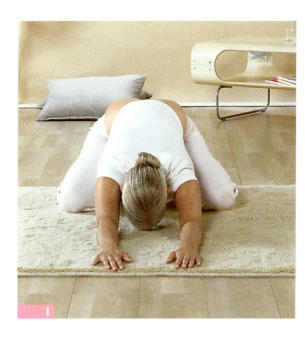

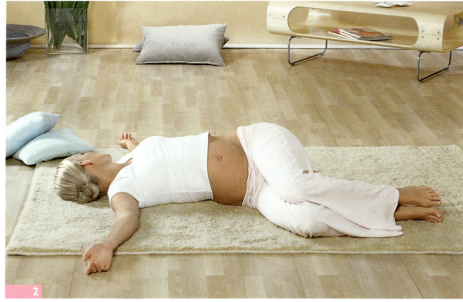

Gewöhnen Sie sich ein gesundes, rückenschonendes Aufstehen und Hinlegen an.

Beim Aufstehen setzen Sie sich über die Seite rollend auf, stützen sich auf dem Oberschenkel ab und begeben sich dann in den Stand.

Beim Hinlegen knien Sie sich erst hin und rollen sich dann seitlich ab. Stützen Sie sich dabei mit den Armen ab.

Achten Sie besonders auf eine kontinuierliche Atmung.

Der ganze Körper 1

1 Gehen Sie in die Päckchenstellung (siehe Seite 41) und strecken Sie die Arme nach vorn aus. Durch den immer größer werdenden Bauchumfang nehmen Sie die Knie je nach Bedarf auseinander. Achten Sie dabei auf die Linie der Beine, denn das Knie ist ein Scharniergelenk und kann nur in eine Richtung bewegt werden.

Der ganze Körper 2

2 Nun legen Sie sich auf den Rücken und stellen die Füße auf (siehe Seite 40/41). Strecken Sie die Arme seitlich mit der Handfläche nach oben auf dem Boden. Legen Sie die Knie für längere Zeit zu einer Seite ab und drehen Sie den Kopf in die entgegengesetzte Richtung. Achten Sie darauf, dass der Schultergürtel die ganze Zeit flach auf dem Boden liegen bleibt. Wechseln Sie die Seiten.

INFO

Je weiter Sie die Knie zur Brust ziehen, desto höher »wandert« die Dehnung im Gesäß und im Rücken.

Dehnübungen

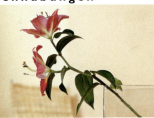

Die Dehnung
der Muskeln genießen

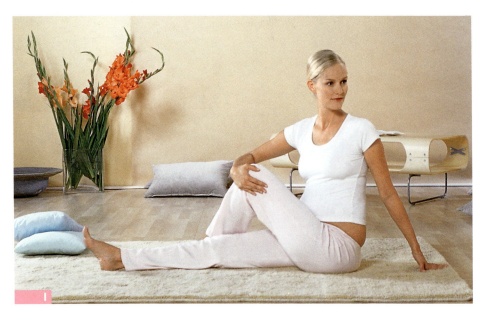

Der ganze Körper 3

1 Setzen Sie sich mit ausgestreckten Beinen auf den Boden. Stellen Sie den linken Fuß neben das rechte gestreckte Bein. Mit dem linken Arm stützen Sie den möglichst aufrecht gehaltenen Rücken ab und halten das Gleichgewicht. Blicken Sie über die linke Schulter nach hinten. Zur Stabilisation dieser Position ziehen Sie mit der rechten Hand das linke Knie weiter nach rechts. Richten Sie sich im Brustbein nochmals auf. Atmen Sie tief ein. Beim Ausatmen drehen Sie sich noch ein bisschen weiter. Halten Sie die Position so lange, bis Sie eine deutliche Entspannung spüren. Wechseln Sie jetzt die Seite.

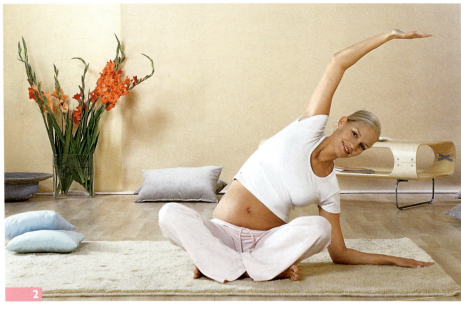

Seitlicher Rumpf und Arme

2 Begeben Sie sich in den Schneidersitz. Stützen Sie sich mit der linken Hand auf dem Boden ab. Legen Sie den Unterarm auf den Boden, wenn es möglich ist. Achten Sie darauf, dass Sie weiterhin mit beiden Gesäßhälften am Boden sitzen. Beugen Sie den Körper aus der aufrechten Position nach links. Ziehen Sie den rechten Arm über den Kopf nach links. Abwechselnd zeigen Handinnenfläche, kleiner Finger, Daumen oder Handrücken nach oben. Wechseln Sie die Seite.

STARKES AUFTRETEN 69

Rücken, Gesäß und Beine

3 Setzen Sie sich mit gegrätschten, ausgestreckten Beinen auf den Boden. Beugen Sie den Oberkörper so gerade wie möglich nach vorn, indem Sie das Brustbein so weit wie angenehm in Richtung Boden führen. Halten Sie den Kopf in Verlängerung der Wirbelsäule. Verkleinern Sie gegebenenfalls die Grätsche, damit Sie die Symphyse (Knorpelstück zwischen den Schambeinen) nicht überdehnen.

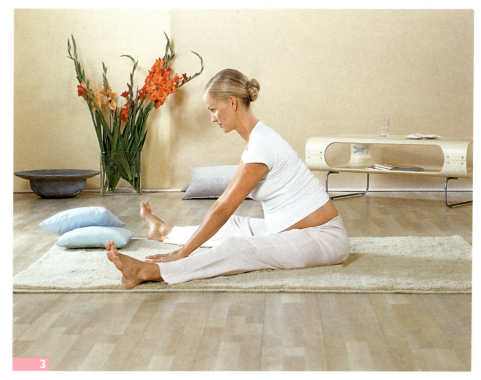

Rücken und Beine

4 Setzen Sie sich mit gestreckten Beinen auf den Boden. Neigen Sie Ihren Oberkörper nach vorn. Eine Hand hält sich am Fuß bzw. Unterschenkel fest, während die andere Hand auf dem Hinterkopf liegt. Der Kopf wird nur durch die Hand in Richtung Boden gedrückt. Sollten Sie Schmerzen im unteren Rückenbereich oder im Gesäß spüren, verringern Sie den Druck.
Lösen Sie die Hände und versuchen Sie die Wirbelsäule so gerade wie möglich zu strecken. Sie können auch ein Handtuch als Hilfsmittel zwischen Hände und Füße nehmen und mit zunehmendem Bauchumfang Ihre Beine leicht grätschen.

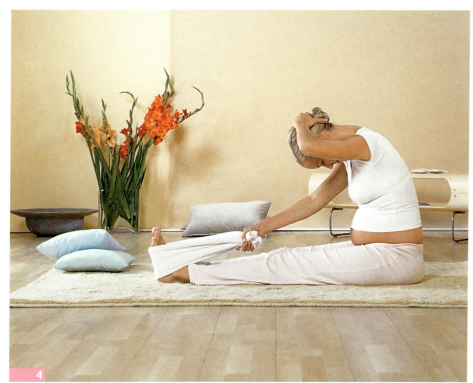

Dehnübungen

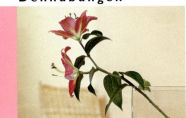

Locker und entspannt!

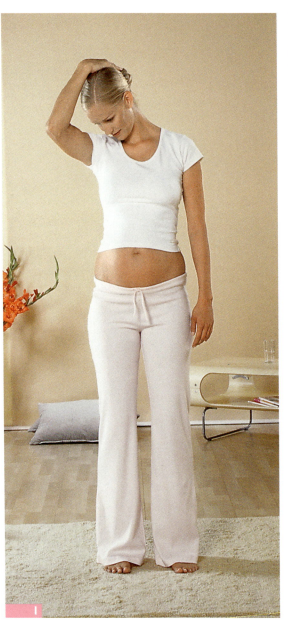

Nacken

1 Sie stehen (siehe Seite 40, Stand) oder setzen sich auf einen Ball oder Stuhl (siehe Seite 41). Drehen Sie Ihren Kopf zur Seite und ziehen Sie die Nase zur Schulter. Sie können Ihre Hand zur Unterstützung vorsichtig hinten auf den Kopf legen. Wechseln Sie die Seite.

Seitlicher Nacken

2 Bleiben Sie stehen oder sitzen und neigen Sie Ihren Kopf zur linken Seite. Sie können Ihre linke Hand zur Unterstützung vorsichtig seitlich auf den Kopf legen. Mit der rechten Hand ziehen Sie nach unten. Wechseln Sie die Seite.

Hinterer Nacken

3 Bleiben Sie stehen oder sitzen und neigen Sie Ihren Kopf nach unten. Legen Sie beide Hände zwischen Hinterkopf und Scheitelpunkt.
Lassen Sie die Schwerkraft arbeiten und drücken Sie nicht aktiv den Kopf mit der Hand nach unten.

Diese Übungen eignen sich hervorragend für Personen, die lange im Büro sitzen, da man sie auch im Sitzen ausführen kann. Bitte achten Sie stets auf eine gerade Haltung: aufgestellte parallele Füße und insgesamt ein nach vorn ausgerichteter Körper.

STARKES AUFTRETEN 71

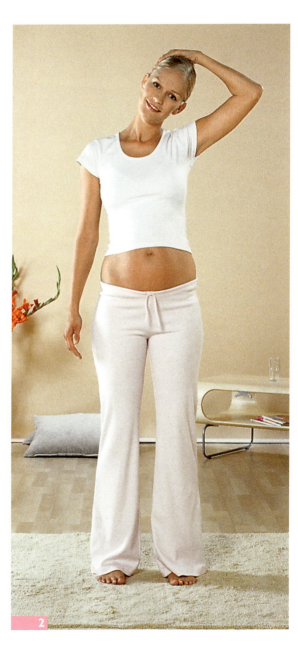

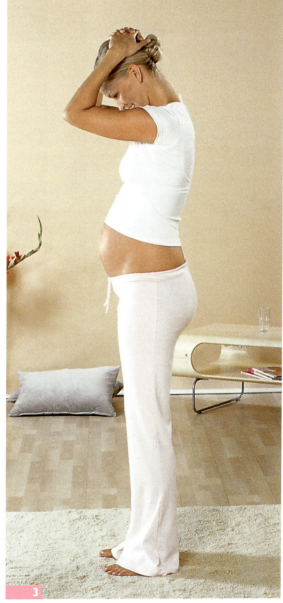

Dehnübungen

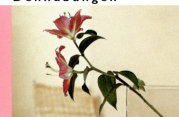

Entspannung durch Dehnen

Mittlerer Teil der Brust

1 Gehen Sie in den Stand und legen Sie eine Hand auf Schulterhöhe an der Wand ab. Die Fingerspitzen zeigen weg vom Körper. Drehen Sie sich mit dem restlichen Körper von der Hand weg, so dass Sie die Dehnung spüren. Atmen Sie tief ein. Beim Ausatmen drehen Sie sich noch ein wenig weiter in die Dehnung. Wechseln Sie anschließend die Seite.

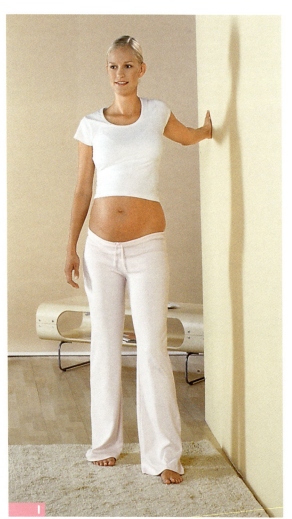

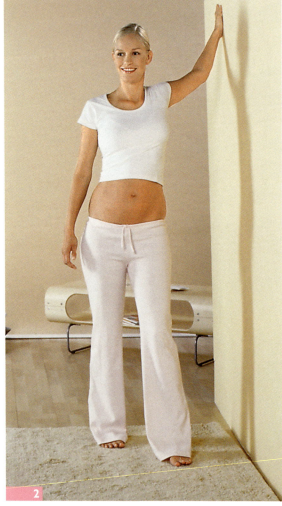

STARKES AUFTRETEN 73

Oberer Teil der Brust

2 Bleiben Sie im Stand und legen Sie eine Hand oberhalb der Stirn an der Wand ab. Drehen Sie sich mit dem restlichen Körper von der Hand weg. Wechseln Sie die Seite. Wenn Sie Schmerzen im Schulterbereich haben, verzichten Sie auf diese Dehnung.

Innenseite vom Unterarm

3 Setzen Sie sich auf einen Pezzi-Ball bzw. Stuhl oder stellen Sie sich aufrecht hin. Strecken Sie den Ellenbogen, beugen Sie das Handgelenk nach oben und ziehen Sie mit der anderen Hand alle Finger zum Körper.
Vergessen Sie nicht den Daumen und üben Sie auch mit der anderen Hand.

Außenseite vom Unterarm

4 Jetzt beugen Sie das Handgelenk nach unten und ziehen Sie mit der anderen Hand den Handrücken zum Körper. Lassen Sie den Arm gestreckt. Dehnen Sie anschließend den anderen Arm.

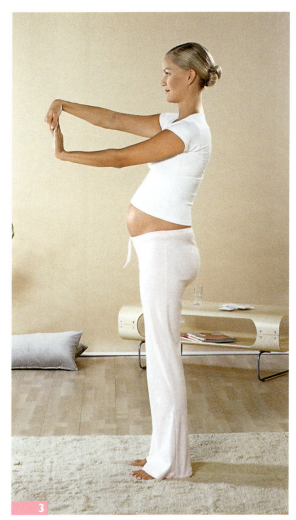

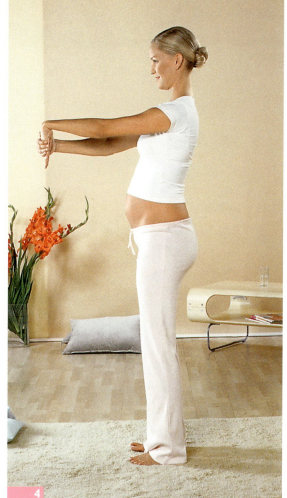

74

Dehnübungen

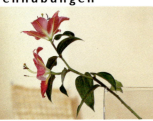

Feel your body

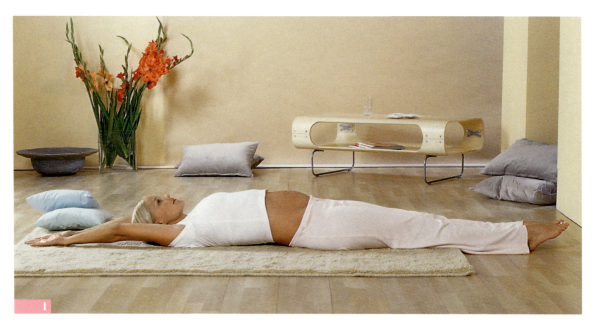

1

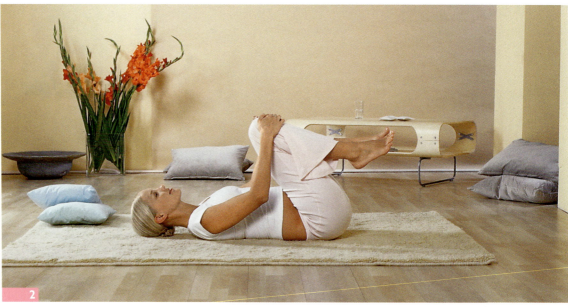

2

STARKES AUFTRETEN 75

Bauch und Gesäß

1 In der Rückenlage strecken Sie die Arme und Beine in Verlängerung des Körpers. Atmen Sie dabei in den Bauch ein. Eine Dehnung der Bauchmuskeln ist unter »normalen« Umständen selten nötig, kann jedoch in der Schwangerschaft manchmal sinnvoll sein, damit das Baby mehr Platz bekommt.

Gesäß

2 Nehmen Sie die Päckchenstellung auf dem Rücken liegend ein. Ziehen Sie die Knie an den Oberkörper. Der Bauch darf auf keinen Fall gequetscht werden. Grätschen Sie bei zunehmendem Bauchumfang die Knie etwas.

Vorderer Oberschenkel

3 Legen Sie sich auf die Seite (siehe Seite 41). Greifen Sie mit der linken Hand den linken Fuß. Ziehen Sie diesen zum Gesäß. Die Knie bleiben zusammen. Wechseln Sie die Seite. Achten Sie darauf, dass beide Knie auf einer Höhe bleiben. Lassen Sie kein Hohlkreuz entstehen, indem Sie die Bachmuskulatur und die Halswirbelsäule anspannen. Brechen Sie die Übung bei Kniebeschwerden ab.

Innenschenkel

4 Stellen Sie sich mit gegrätschten Beinen hin und gehen Sie mit dem Oberkörper langsam, so weit es geht, nach unten. Es ist nicht wichtig, dass die Hände den Boden berühren. Lassen Sie die Knie gestreckt.

Variation

Verändern Sie die Übung, indem Sie ein Knie in Richtung Fußmitte beugen. Wechseln Sie die Seite.

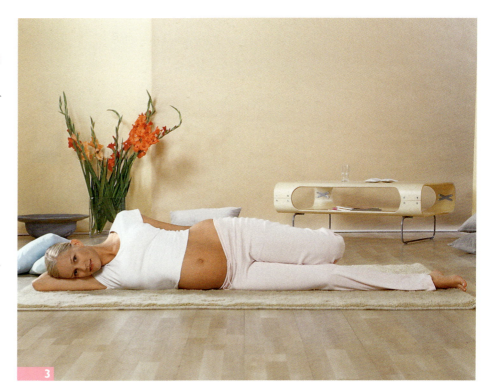

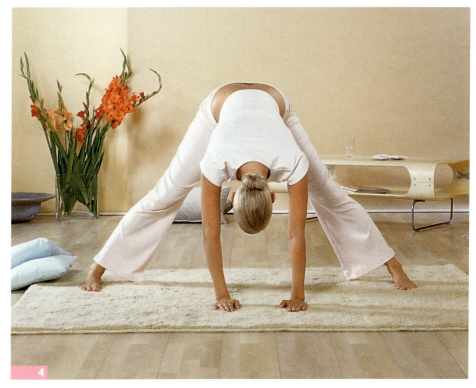

Dehnübungen

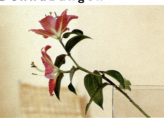

Mit Dehnübungen relaxen

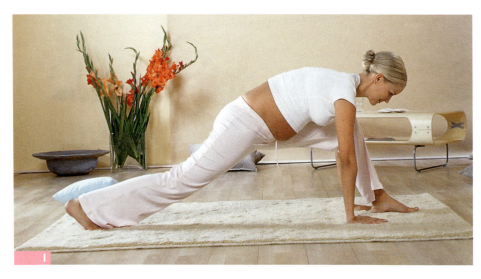

Hüfte

1 Gehen Sie in den Ausfallschritt. Beugen Sie die Knie und heben Sie die hintere Ferse vom Boden ab. Das vordere Knie bleibt hinter dem Fußgelenk. Kippen Sie das Becken so weit wie möglich nach vorn, um die Hüfte zu strecken. Halten Sie den Rücken gerade und richten Sie ihn so weit wie möglich auf (wird mit zunehmendem Bauchumfang immer schwieriger). Halten Sie den Kopf in Verlängerung der Wirbelsäule. Atmen Sie zur Verstärkung der Dehnung in den Bauch. Wechseln Sie die Seite.

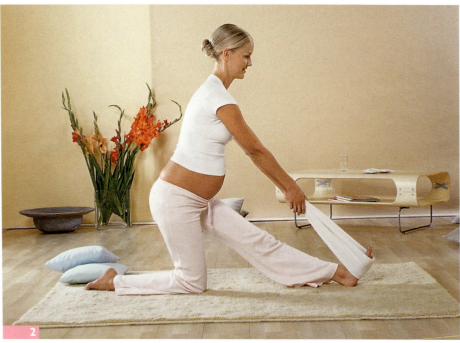

Hintere Seite des Beins

2 Bleiben Sie im Ausfallschritt. Legen Sie das hintere Knie ab und führen Sie den Po nach hinten. Beugen Sie den vorderen Fuß und fassen Sie mit der Hand alle Zehen. Sie können auch ein Handtuch als Hilfsmittel verwenden. Dehnen Sie anschließend das andere Bein.

Fußsohlen und Zehen

3 Setzen Sie sich mit dem Po auf die Füße und strecken Sie für längere Zeit die Füße und Zehen.

4 Beugen Sie nun die Zehen und Füße. Drücken Sie möglichst die Fersen aneinander.

STARKES AUFTRETEN 77

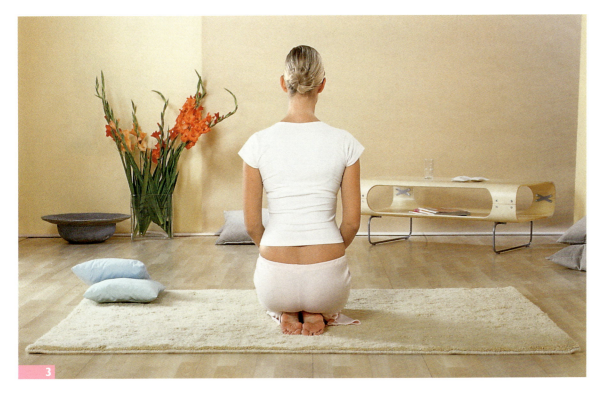

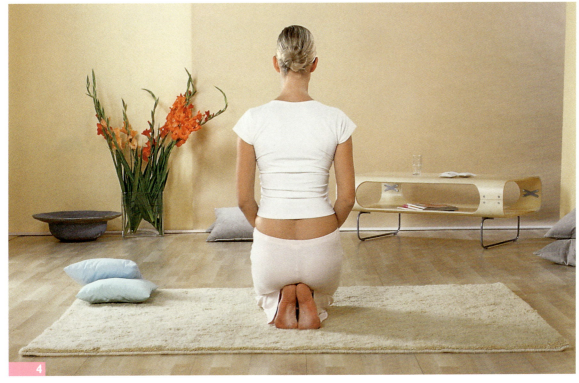

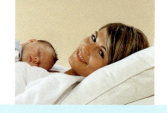

Neue Zeiten

Nach der Geburt

NEUE ZEITEN 79

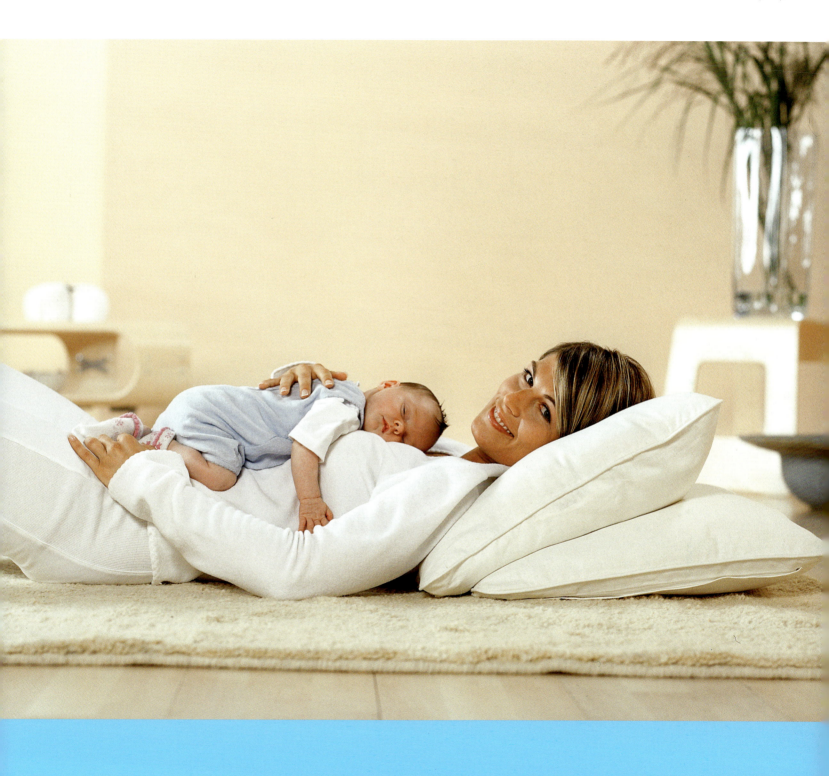

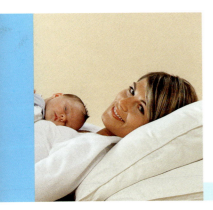

Mutter sein – Frau bleiben!

Die Gefühlsstationen im Wochenbett

Geburtsverlauf

Herzlichen Glückwunsch, das Baby ist da! Egal wie die Geburt gewesen ist, Sie haben Großes geleistet! Sollte die Entbindung nicht ganz so verlaufen sein, wie Sie es sich vorgestellt haben, lieferte meist die Natur den Grund, zum Beispiel ein zu enges Becken, eine zu kurze Nabelschnur oder eine schlechte Konstitution beim Kind. Wenn Sie grundsätzlich gut auf die Entbindung vorbereitet waren und es dennoch zu Komplikationen kam, dann nehmen Sie es einfach an. Die Verarbeitung von ungewollten Eingriffen während der Geburt bedarf natürlich angemessener Zeit und Aufmerksamkeit. Seien Sie sich jedoch bewusst darüber, dass viele medizinische Eingriffe dafür sorgen, dass werdende Mutter und Baby die Geburt gesund überstehen. Das war anders in der Zeit als zum Beispiel noch keine Kaiserschnitte möglich waren.

Verantwortung

Wenn die Strapazen der Geburt in den Hintergrund treten, können Ängste auftreten, der Verantwortung als Mutter nicht gewachsen zu sein. Werde ich wach, wenn mein Baby Bedürfnisse hat? Merke ich den Unterschied zwischen Hunger, voller Windel, einem quer sitzenden Pups oder Krankheit? Verpasse ich wichtige Symptome? Ein Gefühl der Unzulänglichkeit kann sich einstellen. Keine Sorge, glücklicherweise hat die Natur es so eingerichtet, dass der mütterliche Instinkt Sie leiten wird.

Stillen

Versuchen Sie zum Stillen eine vernünftige Einstellung zu entwickeln. Sicherlich ist die Muttermilch das Beste für den Säugling, eine optimale Grundlage für sein weiteres Leben, es fördert die warme, liebevolle Beziehung zwischen Mutter und Kind und regt das Zurückziehen der Gebärmutter an. Trotz der vielen Vorteile ist aber Stillen nicht für jede Frau richtig. Sie sollten es auf jeden Fall selbst wollen und sich nicht zum Opfer von äußerem Druck machen. Sie sind auch ohne zu stillen eine gute Mutter.

Wenn Sie jedoch die Chance haben, Ihr Kind die ersten Monate ausschließlich durch Muttermilch ernähren zu können, sehen Sie dies als eine einmalig schöne Zeit an. Die vermeintliche Abhängigkeit ist eine intensive Erfahrung der Nähe und bringt Muße in den oft anstrengenden Alltag einer jungen Familie.

NEUE ZEITEN 81

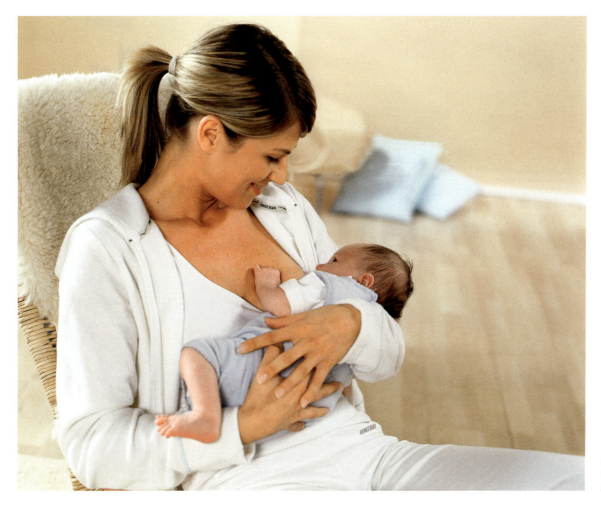

Gönnen Sie sich zum Stillen eine ruhige, entspannte Atmosphäre.

Bleiben Sie bei dem, was sich richtig für Sie, Ihr Kind und Ihre Familie anfühlt.
Selbstverständlich können Sie auch während des Stillens Sport treiben. Es lohnt sich, sich einen gut sitzenden Sport-BH zu kaufen. Regelmäßige Bewegung tut dem gesamten Organismus gut und sorgt für eine gute Durchblutung in der Brust und fördert damit die Milchbildung. So unterstützt Sport die natürlichen Vorgänge im Körper. Es ist übrigens ein Gerücht, dass die Milch von Sport »sauer« wird.

Umstellung

In der Zeit nach der Geburt drückt sich, neben den Glücksgefühlen, auch die Trauer darüber aus, Freiheit und Identität aufzugeben. Wir begrüßen etwas, das noch nicht klar zu definieren ist. Besorgnis über den Verlust der eigenen Persönlichkeit schleicht sich ein. Viele Frauen klagen darüber, dass sie nur noch in Jeans und T-Shirt leben. Sind das alberne, eitle, allzu weibliche Reaktionen? Alle Frauen machen, mehr oder weniger, diese Erfahrung.

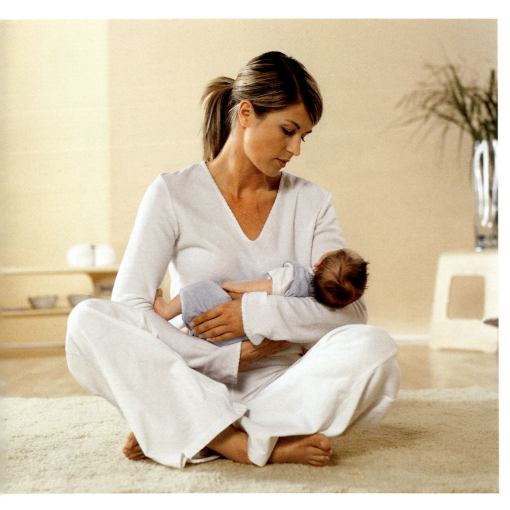

Weinen ist für das Baby eine wichtige Möglichkeit auf sich aufmerksam zu machen.

Weltbild

Nachdem Ihr erstes Baby auf der Welt ist, stellt sich eine neue Sicht der Dinge ein. Denken Sie noch mal in Ruhe darüber nach, wie Ihr Leben in den nächsten Jahren verlaufen soll. Wie sind die Lebensumstände, die Partnerschaft, das Umfeld? Finden Sie Ihren eigenen Weg, denn nur der ist der richtige! Lassen Sie sich nicht leiten von stereotypen Bildern, die uns die Medien suggerieren: Entweder die ätherische, bildschöne, schlanke, fürsorgliche Mutter, die ihr hübsches Baby in den Armen wiegt oder das andere, heute populäre Image der energiegeladenen, lächelnden, selbstbewussten, kompetenten Mutter, die aktiv ist und mit ihrem Baby im Tragesack mit beiden Beinen im Leben steht. Natürlich möchten wir uns gern so perfekt sehen, aber die Realität steht dem häufig entgegen. Und auch das hat seinen Sinn.

Es gibt einfach diese Phase und es ändert sich wieder. Wir können keinen hormonellen Prozess erleben ohne Veränderung in der Biochemie und ohne einen Wandel der seelischen Stimmigkeit. Die Frau muss sich und ihrem Körper Zeit geben, um mit der neuen Rolle und dem Kräftehaushalt wieder ins Gleichgewicht zu kommen.

Sorgen Sie dafür, dass Ihr Körper wieder in Form kommt. Wer körperlich fit ist, kann die Belastungen des Alltags leichter wegstecken und fühlt sich einfach besser.

Figur

In gewisser Weise bedeutet die erste Schwangerschaft den Abschied von der sorglosen Jugendzeit. Die mädchenhafte Erscheinung verschwindet und damit auch die lebhafte Anmut. Eine Reife und Verantwortlichkeit entsteht. Statt über ein breiteres Becken zu klagen, sollten Sie stolz darauf sein als Mutter erkannt zu werden. Viele Frauen klagen nach der Entbindung darüber, dass ihr Körper sich verändert hat. Auf einer Ebene beziehen sich die Sorgen vielleicht auf die Gewichtszunahme und darauf, dass Sie nicht mehr in Ihre früheren Kleider passen. Geduld! Eine alte Weisheit sagt: »Die Schwangerschaft kommt 9 Monate, die Schwangerschaft geht 9 Monate.«

Bleibt aber das Übergewicht, besteht ein reales Ernährungsproblem. Kommt hinzu, dass sich die Frau dadurch nicht wohl fühlt und fürchtet, dass sie sexuell nicht mehr attraktiv ist, entsteht eine Störung im Selbstbild. Helfen Sie sich selbst, indem Sie durch ein angemessenes Bewegungspensum und ein vernünftiges Ernährungskonzept den Kilos trotzen.

Baby-Blues

Der so genannte »Baby-Blues« ist ein zeitweiliger trauriger oder depressiver Verstimmungszustand. Dieser Zustand äußert sich in Weinen, Unruhe, Schlaflosigkeit, unbestimmbaren Ängsten und manchmal sogar Verwirrtheit. Die Phase des Leeregefühls tritt bei etwa jeder dritten Frau auf und endet meistens nach einigen Stunden oder Tagen. Auf dreitausend Entbindungen kommen zwei Fälle von schwerer postnataler Depression und ein Fall von schwerer Kindbettpsychose. Sollte sich also nach mehreren Wochen Ihr Zustand nicht verbessert haben, sollten Sie professionelle Hilfe suchen.
Die hormonelle Aktivität des Körpers während der Schwangerschaft ist extrem hoch, um die Schwangerschaft zu sichern. Nach der Geburt spielt sich die heftigste hormonelle Veränderung ab, wenn die Progesteron- und Östrogenwerte vom Fünfzigfachen wieder auf das Ursprungsniveau abfallen.

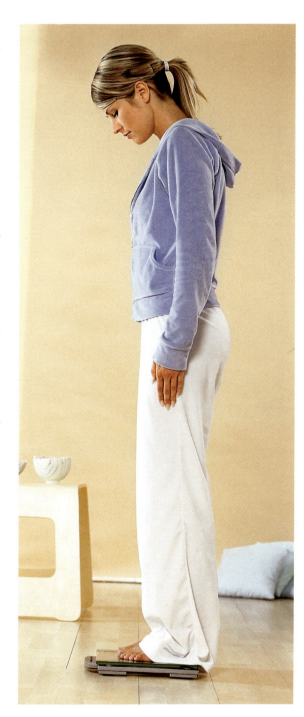

»Geboren wird nicht nur das Kind durch die Mutter, sondern auch die Mutter durch das Kind.«

Gertrud von Le Fort,
deutsche Dichterin

Setzen Sie sich nicht unter Druck. Auch beim Abnehmen hat jede Frau ihren eigenen Rhythmus.

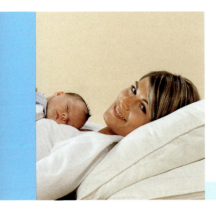

Zurück zur Zukunft

Rückbildung – die Zeit nach der Geburt

Es ist geschafft, Ihr Baby ist auf der Welt. Die Geburt ist überstanden!
Wie auch immer Sie die Entbindung erlebt haben, jetzt ist die Zeit, um die Geburt zu verarbeiten. Dies gilt auch bei einem Kaiserschnitt. Der Beckenboden hat zwar nicht die extreme Dehnung wie bei einer Spontangeburt durchgemacht, wurde aber durch die Schwangerschaft ebenso enorm gefordert.

In der Schwangerschaft musste der Beckenboden über Monate zusätzlich das Gewicht des Kindes, des Fruchtwassers und der Gebärmutter tragen. Die Belastung wurde noch erhöht, da er hormonell bedingt weicher wurde, um sich auf die Geburt einzustellen. Daher ist auch nach einem Kaiserschnitt ein Beckenboden-Training unerlässlich!

Allgemein spricht man jetzt von der Rückbildung. Das bedeutet vor allem, dass sich die Überdehnungen des Bauches, der Gebärmutter und des Beckenbodens wieder zurückbilden.

Es heißt aber nicht, dass die Spuren der Schwangerschaft vollkommen verschwinden, denn der Körper hat sich auf jeden Fall verändert und wird sich auch nach intensivem Training anders anfühlen und vielleicht auch anders aussehen als vor der Schwangerschaft.

Da der Beckenboden ein wesentlicher Teil des inneren Halte- und Stützapparates ist, der die Unterleibsorgane an ihrem Platz hält und Blase und Darm verschließt, ist es wichtig sich »körperschließend« zu verhalten. Es lohnt sich, folgende Verhaltensregeln in den ersten Tagen bzw. Wochen nach der Geburt strikt einzuhalten:

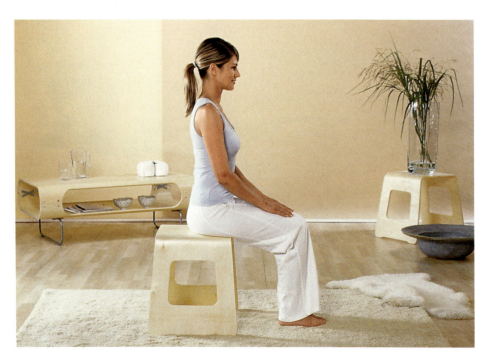

Helfen Sie dem Beckenboden durch eine entlastende Sitzhaltung.

NEUE ZEITEN

- Sie können Ihren Beckenboden entlasten, indem Sie viel liegen, eher sitzen als stehen, möglichst im Liegen stillen und enge Kleidung und Gürtel vermeiden.
- Nehmen Sie körperoffene Beinhaltungen wie den Schneidersitz nicht für lange Zeit ein. Setzen Sie sich bewusst mit angespanntem Beckenboden hin.
- Legen Sie Ihr Kind hin, bevor Sie aufstehen, da zusätzliches Gewicht Druck ausübt.
- Rollen Sie über die Seite auf, wenn Sie aus dem Liegen aufstehen.
- Rutschen Sie zunächst auf die Sitzkante vor, wenn Sie aus dem Sitzen aufstehen: Füße direkt an der Kante zusammenstellen und Knie schließen. Spannen Sie den Beckenboden an und nutzen Sie die Kraft Ihrer Beine.
- Wenn Sie länger stehen, spannen Sie zwischendurch Ihren Beckenboden an und verlagern Ihr Gewicht häufiger von links nach rechts.
- Heben Sie nichts, was schwerer ist als Ihr Baby (mindestens in den ersten 3 Monaten). Wenn Sie sich einem größeren und schweren Kind zuwenden, so begeben Sie sich auf seine Ebene. Knien oder hocken Sie sich hin. Statt es hochzuheben, setzen Sie sich auf den Fußboden und nehmen Sie es auf den Schoß.
- Zögern Sie nicht, um Hilfe zu bitten!
- Halten Sie Ihren Rücken bewusst gerade.
- Hocken Sie sich, wenn notwendig, nur mit geschlossenen Beinen und auf Zehenspitzen hin. Wollen Sie etwas aufheben, begeben Sie sich in die Hocke und bringen den Gegenstand auf Brusthöhe. Richten Sie sich dann mit der Kraft Ihrer Beine auf.
- Nachteilig für den Beckenboden sind alle Bewegungen und jede Gymnastik, die den Bauchraum unter Druck setzen.

Neben der physischen Wiederherstellung gilt es auch zu einem guten Körpergefühl zurückzufinden.

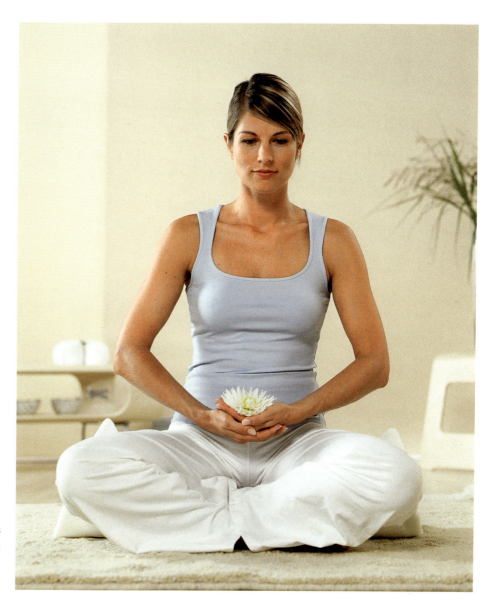

Die Vorgänge in der Schwangerschaft und vor allem während der Geburt waren so extrem, dass es einer Sensibilisierung der Sinne bedarf. Der »neue« Körper einer Mutter ist ebenso noch ungewohnt und muss erkundet werden.

Gönnen Sie sich immer wieder Momente der Besinnung.

Beckenbodentraining

Wieder fit werden!

Um die Zurückbildung so zu unterstützen, dass sie optimal verläuft, beginnt bereits wenige Tage nach der Geburt die Aktivierung und das Training des Beckenbodens. Da die Beckenbodenmuskulatur bei der Geburt ihre ganze Kraft und Dehnfähigkeit benötigt hat, fühlt sich die Frau in der ersten Zeit nach der Geburt häufig auch besonders geschwächt.

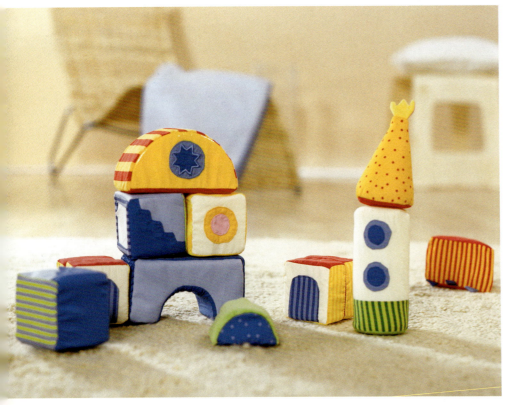

Die Heilung beschleunigen

Die Geburt ist der körperoffenste Vorgang im Leben überhaupt und hinterlässt ihre Wunden. Die Geburtsverletzungen können minimal oder massiv sein, in jedem Fall ist es wichtig, die Wunden zu entlasten und ruhig zu stellen. Durch eine gute chirurgische Versorgung wird Ihnen äußerlich geholfen, Ihr Part ist es, die Heilung von innen zu fördern. Auch wenn Ihnen jede Bewegung schwer fällt, eine leichte Gymnastik zur Unterstützung der Durchblutung in den Beinen und im Becken steigert die Heilungschancen und ist eine einmalige Gelegenheit, sich für spätere Jahre zu rüsten.

Bewusstsein für Beckenboden und Haltung

Normalerweise nimmt die Kraft des Beckenbodens bis zum 5. Wochenbett-Tag langsam wieder zu. Manchmal setzt dieser Vorgang verzögert ein oder die Spannung im Becken baut sich nicht im gewünschten Maß wieder auf. Dann sollte man nach der Rückbildungsphase das tägliche Training des Beckenbodens fortführen. Besser noch: Integrieren Sie die Spannungsübungen der Wochenbettgymnastik in Ihren Tagesablauf.

NEUE ZEITEN

Direkt nach der Geburt

Beckenbodentraining

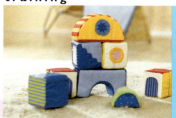

Die vorgestellten Übungen können Sie während des Wochenbetts durchführen. Diese Zeit beginnt nach der Geburt und dauert bis zum Ende des Wochenflusses. Das Wochenbett endet in der Regel 4 bis 8 Wochen nach der Geburt. In dieser Zeit beschränkt sich ein Beckenbodentraining auf die Aktivierung und Förderung des Rückbildungsprozesses.

Alle Beckenbodenübungen bedürfen einer guten Vorstellungskraft. Um Ihnen den Einstieg zu erleichtern, können Sie folgendes tun:

▬ Führen Sie die Übungen in Ruhe aus.
▬ Meditieren Sie vorher.
▬ Betrachten Sie vor dem Üben die Abbildungen des Beckenbodens und seiner einzelnen Schichten.
▬ Nehmen Sie ruhig Ihre Hände und Finger als Tastinstrumente zur Hilfe.
▬ Geben Sie nicht auf!

▬ Beachten Sie, dass es sich um kleine Bewegungen und Tendenzen handelt, die von außen meist nicht sichtbar sind.

Der Berg

Legen Sie sich auf den Bauch. Sie sollten dabei ein klein gefaltetes Händehandtuch direkt über Ihrem Schambein unter Ihren unteren Bauch legen. So entsteht Druck auf die Gebärmutter, der sie dazu anregt, sich auf normale Größe zusammenzuziehen. Je schneller sich die Gebärmutter zusammenzieht, desto kleiner ist die Wunde, die die Plazenta hinterlassen hat. So verkürzt sich die Zeit des Wochenflusses und Sie werden schneller fit. Bleiben Sie in den ersten Tagen nach der Geburt häufig für einige Minuten so liegen.

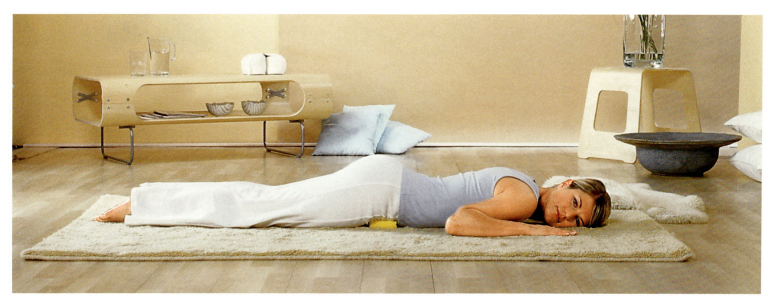

Beckenbodentraining

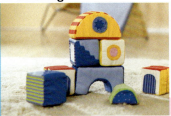

Direkt nach der Geburt

Reiterübung

1 Setzen Sie sich längs auf ein zusammengerolltes Handtuch und erspüren Sie den Druck, der auf Ihren Beckenboden ausgeübt wird. Bewegen Sie das Becken vor und zurück und finden Sie dann eine angenehme, neutrale und aufrechte Haltung.

Schwamm-Wringen

Setzten Sie sich aufrecht hin und legen Sie eine Hand in Ihren Schritt. Beobachten Sie Ihre Atmung. Beim Einatmen dehnen sich der Bauch und Beckenboden leicht aus. Beim Ausatmen ziehen sich Beckenboden und Bauch in den Körper zurück.
Wenn Ihnen diese Form der Atmung schwer fällt und Sie feststellen, dass Sie ausschließlich in den Brustkorb atmen, sollten Sie sie so oft wie möglich üben. Achten Sie auch im Alltag auf diese Atmung. Es ist besonders wichtig, den Beckenboden wieder in die Atmung zu integrieren. Nach einigen Atemzügen stellen Sie sich vor, dass Sie einen Schwamm in Ihrer Vagina haben. Während der Einatmung saugt sich der Schwamm voll Wasser (Luft). Beim Ausatmen wringen Sie diesen Schwamm vollständig mit der Kraft Ihres Beckenbodens aus. Führen Sie diese Übung auch in anderen Positionen durch.

Ampelübung

Gehen Sie in den Unterarmstütz (siehe Seite 40). Zunächst sollten Sie versuchen Ihren Beckenboden wieder zu erspüren. Ticken Sie dafür Ihre unterste Beckenbodenschicht an. Ziehen Sie die Muskulatur um die Harnröhre herum an, dann um die Vagina und zuletzt um den After. Es lohnt sich, die Finger an die zu aktivierenden Stellen zu legen, damit Sie erst einmal von außen einen Nervenimpuls setzen, so dass Sie ein Gespür bekommen, wo genau die Spannung hingehen soll.
Wenn Sie in der Lage sind, die drei Öffnungen einzeln anzuspannen, führen Sie die nächstschwierigere Übung aus: Stellen Sie sich vor, dass der Ausgang des Afters das rote Licht der Ampel sei, die Vagina das gelbe und der Ausgang der Harnröhre das grüne. Spannen Sie erst das rote Licht an, dann dazu das gelbe. Springen Sie schließlich über auf das grüne. Halten Sie die Spannung des grünen Lichts, während Sie rot und gelb entspannen. Danach ändern Sie die Reihenfolge: grünes Licht angespannt halten, gelbes dazu und dann umspringen auf rot.
Es verbessert die Effektivität, diese und alle weiteren Übungen in verschiedenen Ausgangsstellungen auszuführen: im Schneidersitz, auf der Seite liegend und auf dem Rücken liegend mit aufgestellten Beinen.
Wenn diese Übung schon gut klappt, können Sie auch die folgende ausführen.

Schleife binden

Setzten Sie sich zunächst wieder in den Schneidersitz. Spüren Sie Ihre Sitzbeinhöcker auf dem Boden. Binden Sie imaginär eine Schleife mit der äußersten Beckenbodenschicht am Damm. Ziehen Sie mit dem vorderen Teil des »Achtermuskels« die Harnröhre und Vagina zu-

---

TIPP

Trainieren Sie Ihre Bauchmuskeln nicht zu früh. In den ersten zwei Wochen nach der Geburt beeinflussen diese Übungen die Lage der Gebärmutter negativ. Der Beckenboden wird geschwächt.

NEUE ZEITEN

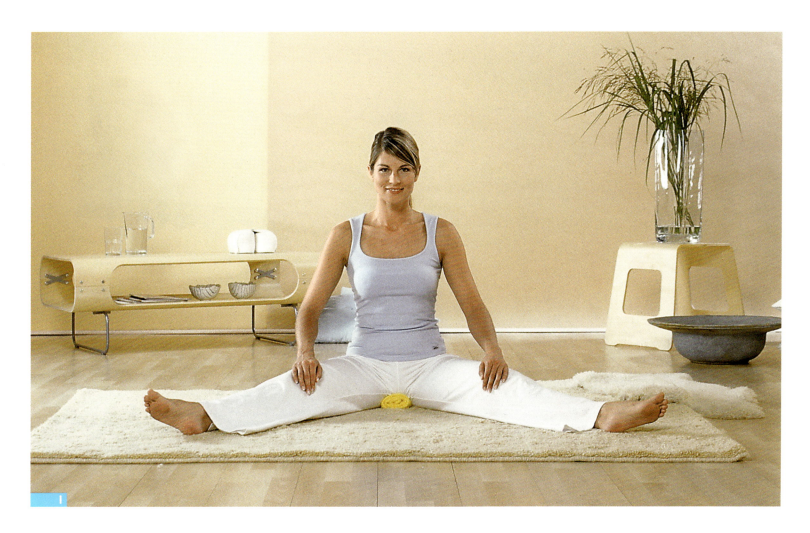

sammen, mit dem hinteren Teil den After. Stellen Sie sich vor, Sie würden einen festen Knoten am Damm binden und dann eine Doppelschleife.

Danach ziehen Sie Ihre Sitzbeinhöcker mit der mittleren Beckenbodenschicht zueinander. Sie verengen die Distanz zwischen den Sitzbeinhöckern, als würden Sie eine kreisförmige Öffnung zu einer Ellipse formen. Der Pomuskel schiebt von außen nicht mit.

Als Letztes ziehen Sie Ihr Steißbein zu Ihrem Schambein. So kippt das Becken ganz leicht. Der untere Anteil des Bauchs kann entweder mit angezogen werden oder auch entspannt bleiben. Probieren Sie beides aus. Stellen Sie sich vor, dass Ihr Beckenboden von der Mitte des Körpers nach oben gezogen wird.

Anhalteübung

Gehen Sie ganz aufrecht, wenn Sie zur Toilette müssen. Bleiben Sie zwischendurch mehrmals stehen und kippen Sie Ihr Becken mit der Kraft des Beckenbodens vor und zurück.

Stöckelschuh

Laufen Sie in den ersten Wochen nach der Geburt alle Treppen so, als würden Sie ganz hohe Stöckelschuhe tragen. Bleiben Sie mit Ihrem Gewicht auf den Fußballen und laufen Sie, wenn möglich, auch noch über Kreuz.

Beckenbodentraining

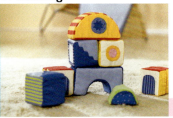

Nach dem Wochenbett

Das Wochenbett endet 4 bis 8 Wochen nach der Geburt. Nachdem alle Verletzungen verheilt sind und der Wochenfluss zu Ende ist, beginnen Sie Ihren Beckenboden wieder zu kräftigen und zu trainieren. Nutzen Sie dazu zusätzlich die Beckenbodenübungen (siehe Seite 43 bis 45). Führen Sie die Übungen so oft wie möglich durch. Sie werden nach einiger Zeit selbst ein Gefühl dafür entwickeln, wann Ihr Beckenboden genug geübt hat.

Säckchen zubinden

Gehen Sie in den Unterarmstütz (siehe Seite 40). Schnüren Sie nun alle Muskeln um den linken Sitzbeinhöcker. Spannen Sie dabei vorrangig den linken Teil des Beckenbodens an und einen Teil des linken Gesäßmuskels. Stellen Sie sich vor, Sie würden etwas in Ihrer Pohälfte haben, was nicht herausfallen darf. Die rechte Seite ist dabei entspannt. Wechseln Sie dann auf die rechte Seite.

Hopp, Hopp, Hopp

Legen Sie sich auf den Rücken und stellen Sie Ihre Beine auf (siehe Seite 40/41). Halten Sie zwischen Ihren Knien ein Handtuch fest. Spannen Sie Ihren Beckenboden an (siehe Übung »Schleife binden«). Heben Sie das Becken vom Boden ab. Stellen Sie sich nun vor, dass Sie einen weich aufgeblasenen Ball unter Ihrem Kreuzbein haben. Hopsen Sie auf diesem imaginären Ball auf und ab. Sagen Sie dazu: »Hopp, hopp, hopp…«. Sprechen Sie deutlich, denn der Mundboden und die Lippen sind mit dem Beckenboden reflektorisch verbunden. 1 Minute hopsen, 1 Minute entspannen. Wiederholen Sie diese Übung 2-mal.

»Streckbank«

Legen Sie sich auf den Rücken und stellen Sie Ihre Beine auf. Halten Sie ein Handtuch zwischen Ihren

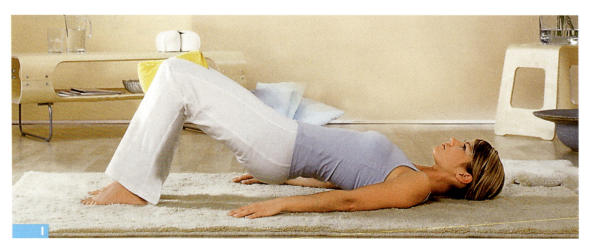

NEUE ZEITEN 91

Knien fest, damit die Knie nicht nach außen fallen. Ziehen Sie nun die Sitzbeinhöcker zueinander. Bringen Sie die Spannung über den After zum Steißbein. Ziehen Sie Ihr Steißbein in Richtung Fersen und geben Sie gleichzeitig Gewicht auf die Fersen und großen Zehen. Bemühen Sie sich Ihren Nacken lang zu halten und am Scheitelpunkt dem Steißbein entgegen zu ziehen, damit Sie Ihre Halswirbelsäule nicht stauchen. Es sollte sich ein leichtes, luftiges Gefühl in der Lendenwirbelsäule einstellen. Halten Sie die Spannung für 10 bis 20 Sekunden und entspannen Sie sich dann die gleiche Zeit.

Indianerzelt

Setzten Sie sich aufrecht hin und erspüren Sie Ihre Sitzbeinhöcker. Stellen Sie ich vor, dass sich ein kleines Indianerzelt vom Steiß- und vom Schambein sowie von Ihren Sitzbeinhöckern aus in das Becken aufrichtet. Ziehen Sie nun an der Spitze dieses Zeltes. Heben Sie den Boden des Zeltes und des Beckens an.

»Kurze Beine«

2 Sie stehen aufrecht. Heben Sie jetzt ein Bein leicht an und »ziehen Sie es in den Körper hinein«, als wollten Sie es verkürzen. Achten Sie darauf, dass Sie besonders mit dem Beckenboden ziehen und »sich das Bein nach innen bewegt«. Stellen Sie dann das Bein wieder auf den Boden. »Heben Sie die Beine abwechselnd in den Körper«. Beginnen Sie dann die Beine nach und nach etwas nach vorn zu setzen und ins Gehen zu kommen. Üben Sie diese Bewegung langsam und ausdauernd, damit Sie den Beckenboden schließlich in Ihren Gang integrieren.

Variation

Setzen Sie sich mit ausgestreckten Beinen auf den Boden und führen Sie die gleiche Übung im Sitzen aus.

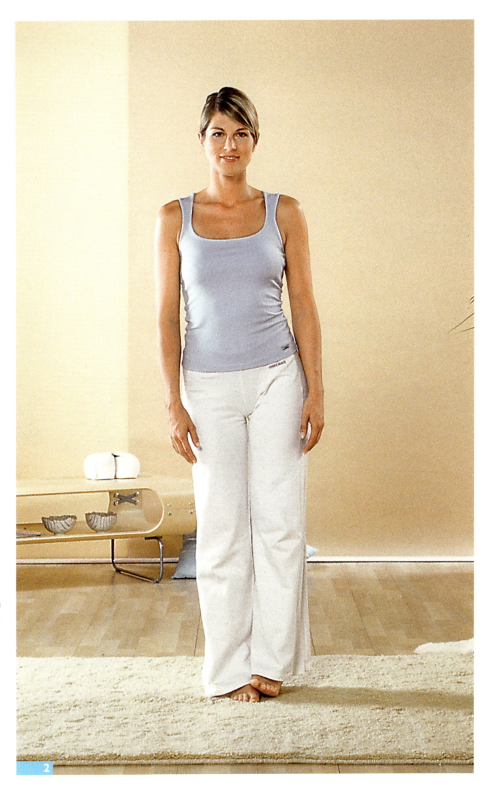

92
Den Körper
trainieren

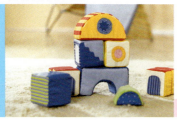

Spielend
wieder fit werden!

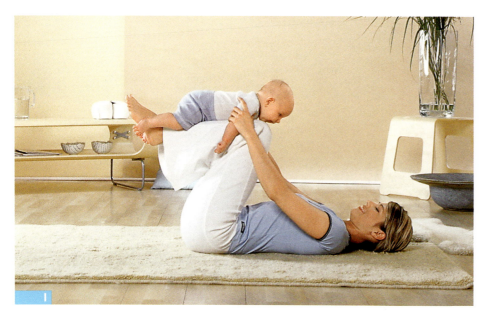

Nutzen Sie die Zeit, in der Sie mit Ihrem Baby spielen, um auch etwas für Ihren Körper zu tun. So integrieren Sie Übungen ohne aufwändige Organisation in Ihren Alltag. Sie benötigen lediglich eine weiche Unterlage wie einen Teppich oder eine Wolldecke. Das Üben macht auch dem Baby Spaß!

Gerade Bauchmuskeln

1 Sie befinden sich in der Rückenlage und heben die Knie senkrecht über die Hüfte. Legen Sie Ihr Kind mit dem Bauch auf Ihre Unterschenkel und halten Sie es an den Händen fest. Spannen Sie Ihren Beckenboden an, ziehen Sie Ihren Bauch ein und schieben Sie die Beine mit waagerechten Unterschenkeln so weit wie möglich nach hinten. Dabei atmen Sie aus. Ziehen Sie langsam die Oberschenkel wieder in die Senkrechte und atmen Sie ein. Es ist wichtig, dass der gesamte Rumpf stets flach auf dem Boden liegen bleibt.

Arm- und Brustmuskulatur

2 Legen Sie sich auf den Rücken und stellen Sie die Beine auf. Halten Sie Ihr Baby mit senkrecht ausgestreckten Armen über sich. Spannen Sie die Bauch-, Gesäß- und Beckenbodenmuskeln an. Nun beugen und strecken Sie die Arme langsam und bewusst. Behalten Sie beim Strecken immer eine leichte Beugung bei und lassen Sie die Schultern locker am Boden. Atmen Sie dabei aus. Beugen Sie die Arme nur so weit, dass Sie die Spannung halten, nicht das Kind ablegen. Atmen Sie ein.

NEUE ZEITEN 93

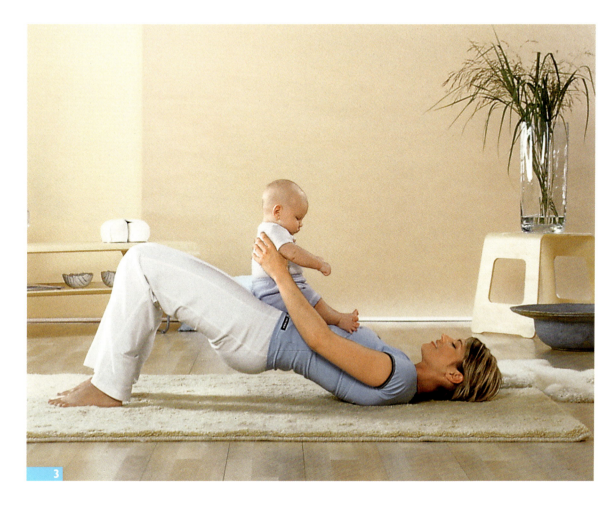

Gesäß- und Rückenmuskulatur

3 Sie liegen mit aufgestellten Beinen auf den Rücken. Setzen Sie sich Ihr Baby auf den Unterleib und halten Sie es fest. Das Gewicht des Babys sollte nicht unangenehm sein und Sie dürfen auf keinen Fall dabei Schmerzen verspüren. Spannen Sie die Bauch-, Gesäß- und Beckenbodenmuskeln an. Heben Sie nun langsam und bewusst den Po nach oben, bis sich Ihre Oberschenkel und Ihr Oberkörper in einer Linie befinden, dabei ausatmen. Halten Sie diese Position einen Augenblick, die Knie pressen dabei fest aneinander. Atmen Sie ein. Senken Sie den Po wieder und atmen Sie aus. Legen Sie ihn aber nicht ab, sondern halten Sie ihn in kurz über dem Boden. Atmen Sie wieder ein.

Das Baby als Zusatzgewicht?

Seien Sie sich bewusst, dass das Baby ein zusätzliches Gewicht bedeutet. Zudem bewegt es sich und verlagert dadurch seinen Schwerpunkt. Das erschwert die konzentrierte und korrekte Übungsausführung.
Überfordern Sie sich nicht. Manchmal ist es besser, Übungen ohne das Baby durchzuführen und es neben sich auf eine Decke zu legen. Das Baby findet bestimmt Freude an Ihren Bewegungen.
Vielleicht können Sie sich auch die Zeit nehmen, ohne Kind und Verpflichtungen regelmäßig Sport zu treiben. Der Abstand von Haus und Familie bedeutet, Kraft zu tanken, Spannungen loszulassen und wieder einmal ganz für sich zu sein.

Den Körper trainieren

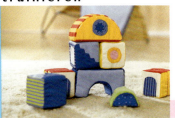

Nach der Rückbildung

Trainieren Sie Ihre Bauchmuskeln nicht zu früh. Der Beckenboden ist oft noch weich und ausgeleiert. Der starke Druck, der bei der Kräftigung der Bauchmuskeln entsteht, sucht sich den Weg des geringsten Widerstandes und drückt somit von innen gegen den Beckenboden. Deshalb sollten Sie auf keinen Fall Bauchmuskelübungen ausführen, bevor der Beckenboden seine angemessene Grundspannung erreicht hat (siehe Test 2). Dies gilt besonders für die geraden Bauchmuskeln. Wenn die Rückbildung abgeschlossen ist, sollten Sie den Zustand Ihres Beckenbodens testen, bevor Sie mit einem anstrengenden Training beginnen.

Test 1

Legen Sie sich mit angewinkelten Beinen auf den Rücken. Führen Sie zwei Finger in Ihre Vagina ein. Aktivieren Sie den Beckenboden und erzeugen Sie mit der Bauchmuskulatur dennoch Druck im Bauchraum, indem Sie sie zum Beckenboden hinschieben. Wenn Ihnen die Gebärmutter oder die Scheidenwände entgegen kommen, hat sich das Gewebe noch nicht angemessen zurückgezogen. Sie sollten Ihr Training für den Beckenboden intensivieren.

Test 2

So können Sie testen, ob Sie zusätzlich zu Ihrem Beckenbodentraining ein Bauchmuskeltraining ausführen dürfen. Legen Sie sich mit angewinkelten oder aufgestellten Beinen auf den Rücken und führen Sie zwei Finger in die Vagina ein. Ziehen Sie nun die Beckenbodenmuskulatur fest an. Sie sollten dies an Ihren Fingern spüren. Dann heben Sie zusätzlich den Oberkörper, sowohl gerade nach oben als auch in die Diagonalen.

Können Sie die Spannung im Beckenboden halten, obwohl Ihre Bauchmuskulatur einen zusätzlichen Druck ausübt? Wenn ja, prima! Wenn nein, ist es angebracht, dass Sie die Bauchmuskelübungen noch durch ein Training des Beckenbodens ersetzen. Der Beckenboden soll befähigt werden dem Druck durch die angespannte Bauchmuskulatur standzuhalten.

Der Beckenboden ist generell der Maßstab für die Regenerierung des Körpers. Erst, wenn er wieder eine angemessene Spannung erreicht hat, können Sie mit leichtem Ganzkörpertraining beginnen.

Hat Ihr Beckenboden den Test überstanden? Kontrollieren Sie zur Sicherheit noch, ob die Fuge in Ihrer Bauchdecke sich wieder geschlossen hat. Nun können Sie mit einem leichten Bauchmuskeltraining beginnen und es langsam steigern.

Untere Bauchmuskeln

1 Legen Sie sich auf den Rücken, die Beine sind aufgestellt. Bewegen Sie das Schambein ausschließlich mit der Beckenbodenmuskulatur und den unteren Bauchmuskeln zum Brustbein. Ziehen Sie jetzt Ihren rechten Beckenknochen zum linken Rippenbogen, so dass sich die rechte Gesäßhälfte leicht anhebt. Dabei ist es wichtig, dass die Pomuskulatur entspannt bleibt. Wechseln Sie die Seite.

NEUE ZEITEN 95

Arm-, Bein- und Bauchmuskeln

2 Sie befinden sich in der Rückenlage. Der linke Fuß ist aufgestellt, das rechte Bein wird angehoben. Legen Sie die linke Hand knapp über dem rechten Knie am Oberschenkel auf. Spannen Sie den Beckenboden an. Drücken Sie mit der Handfläche so fest wie möglich gegen das Knie. Wechseln Sie die Seite.

Aktiv bleiben!

Wer an einer Form der Inkontinenz (ungewollter Harn- oder Stuhlabgang) leidet, sollte einen speziellen Kurs besuchen, um dieses Problem unter professioneller Anleitung zu beheben. Erst danach sollte man mit einem anderen Training (zum Beispiel Walken) beginnen.

Auch wenn die Rückbildung im weitesten Sinne abgeschlossen ist und Sie wieder in »normale« Sportkurse gehen oder mit dem Laufen begonnen haben, empfiehlt es sich die Beckenbodenmuskeln in alle Bewegungen zu integrieren.

Gönnen Sie Ihrem Beckenboden außerdem genauso viel Zeit im Trainingsplan wie jeder anderen Muskelgruppe Ihres Körpers.

Der Beckenboden ist ein spezifischer Teil des weiblichen Körpers und nimmt somit Einfluss auf die Weiblichkeit. Die Geschlechtsorgane der Frau sind mit dem Beckenboden verbunden und so wird auch die Sexualität und die damit verbundene Lebensfreude beeinflusst. Momentane Gefühlsregungen drücken sich ebenfalls in der Haltung aus. Wenn Sie zum Beispiel Schultern und Kopf hängen lassen, dann entspannt sich auch der Beckenboden.

Der Beckenboden mit seiner An- und Entspannung und die dadurch eintretenden Reaktionen des restlichen Körpers sind ein Spiegel unseres Selbstwertgefühls.

Denken Sie daran: Die generelle Körperhaltung hängt auch mit der Haltekraft der Beckenbodenmuskulatur zusammen. Aufrecht im Leben zu stehen bedeutet Selbstbewusstsein und Stärke.

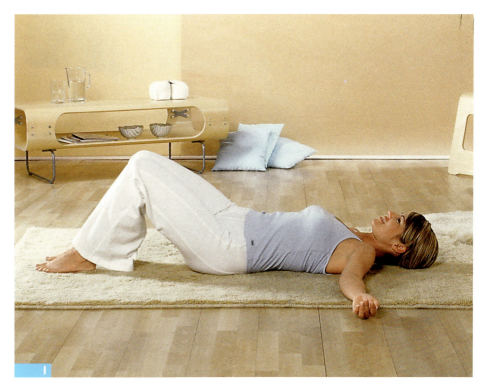

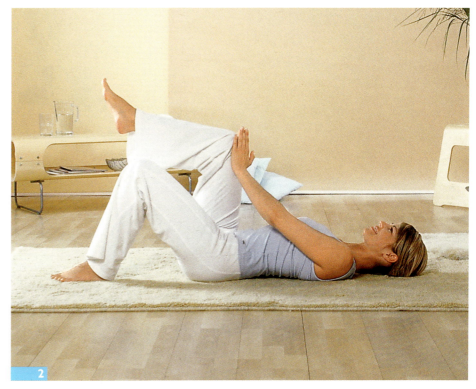

96

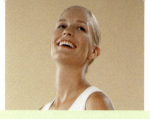

Fitness mit Programm

Übungsreihen für Schwangere

FITNESS MIT PROGRAMM 97

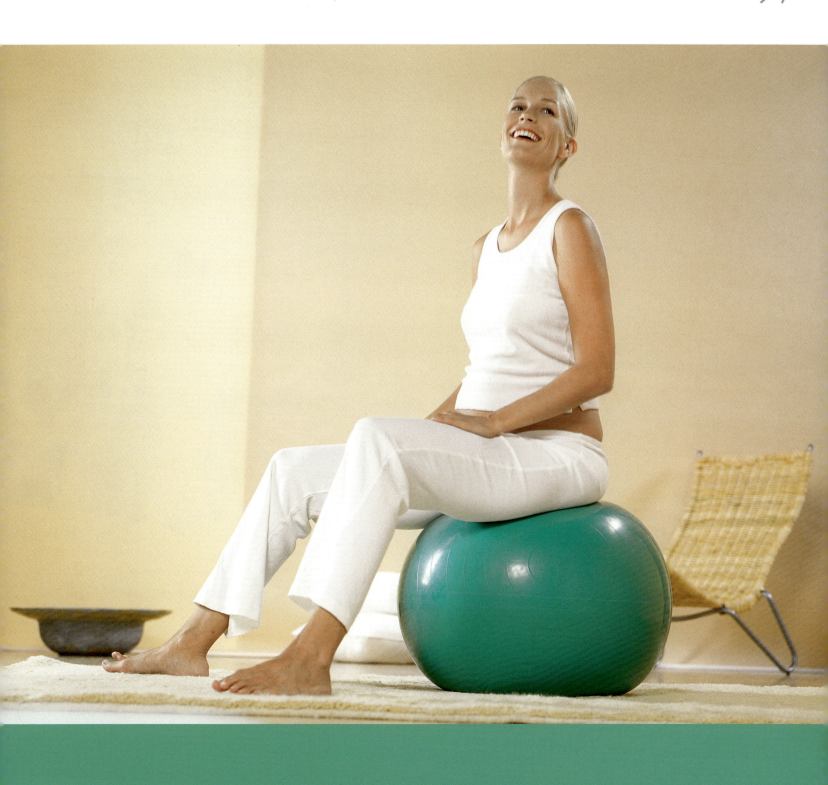

Aus der Ruhe kommt die Kraft

Yoga für Schwangere

Yoga ist eine wunderbare Möglichkeit, sich mit dem eigenen Körper vertraut zu machen, ihn sanft zu dehnen, ihn zu stärken und zu lernen, sich auf sich selbst zu konzentrieren. All dies sind Faktoren, die für die Geburt sehr wichtig sind. Egal, welche Form des Yoga Sie ausüben, Sie verstärken Ihr Körpergefühl, Ihre Selbstwahrnehmung und das Vertrauen in Ihren eigenen Körper. Sie können während der Geburt angemessene und angenehme Körperhaltungen finden.

Die Atmung hat beim Yoga eine zentrale Bedeutung und wird während jeder Übung bewusst geführt. In ängstigenden oder anstrengenden Situationen halten viele Menschen den Atem an. Das kann auch bei der Geburt leicht passieren. Dadurch wird aber der Geburtsschmerz intensiver und Mutter und Kind werden schlechter mit Sauerstoff versorgt. Die Gebärende verspannt sich, atmet nur ungenügend aus und somit zu wenig Sauerstoff ein. Der mit Sauerstoff unterversorgte Körper verkrampft, die Muskelspannung verstärkt den Schmerz, die Angst wächst und die Geburt verlängert sich. Die Routine, die Sie durch regelmäßige Yoga-Übungen erlangt haben, hilft Ihnen diesen Teufelskreis zu durchbrechen. Sie können dem Wehenschmerz besser begegnen, der Wechsel von konzentrierter Anspannung und Kraft tankendem Loslassen funktioniert weitgehend.

Die meisten Yoga-Arten sind in ihrer reinen Form für Schwangere nicht angemessen. Sie können ein spezielles Schwangeren-Yoga besuchen oder in herkömmlichen Kursen auf Folgendes verzichten:

- Positionen, die in Rückenlage ausgeführt werden (Blutstau in der Hohlvene, Rückenschmerzen)
- Umkehrhaltungen, wie zum Beispiel »Kerze« (zu große Belastung für Herz, Lunge und Kreislauf; außerdem besteht die Gefahr, dass sich die Nabelschnur um den Hals des Kindes wickelt)
- Bauchmuskelübungen (belasten den Beckenboden und damit auch den Muttermund zu stark, können Bauchmuskeln überdehnen)
- sehr reinigende Atmung wie »Feueratmung« (sehr schnelles Ein- und Ausatmen)

Bitte informieren Sie unbedingt die Kursleiter über Ihre Schwangerschaft!

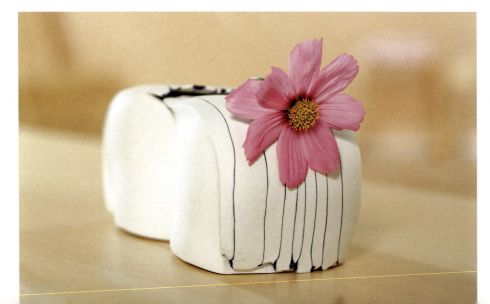

FITNESS MIT PROGRAMM

Fit und entspannt
mit dem Yoga-Set

Yoga

Das folgende Yoga-Set lässt die Lebensenergie sanft fließen, verfeinert und belebt die Instinkte, stärkt die Nerven, unterstützt die Fähigkeit zur Entspannung und vermittelt die Erfahrung der eigenen Mitte. Es entstammt der Kundalini-Tradition, die besonders viele dynamische Übungen beinhaltet.

Atmen Sie während der Übungen stets durch die Nase ein und aus. Diese Art der Atmung reinigt die Luft, bevor sie in Ihren Körper gelangt.

Während der Geburt atmen Sie dann durch die Nase ein und tief durch den Mund aus. Lassen Sie dabei Ihren Kiefer locker hängen, die Lippen und die Zunge sind ganz weich.

Stellen Sie sich während einer Wehe vor, dass Sie die Anspannung ausatmen. So wird die Atmung zu einem guten Ventil für Schmerz und Anstrengung. Außerdem hängt der Mundboden reflektorisch mit dem Beckenboden zusammen. Deshalb unterstützen Sie mit einem lockeren Mundbereich indirekt den Geburtsvorgang.

Einstimmung

Setzen Sie sich im Schneidersitz auf eine weiche Unterlage. Verteilen Sie Ihr Gewicht zwischen den Sitzbeinhöckern und richten Sie Ihre Wirbelsäule auf. Heben Sie den Brustkorb an und lassen Sie die Schultern nach hinten sinken und schwer werden. Der Nacken ist lang und entspannt. Das Kinn tendiert zum Hals, während der Kopf gerade bleibt. Der Unterkiefer ist locker. Entspannen Sie ganz bewusst Ihr Gesicht. Sollten Sie unbequem sitzen, schieben Sie ein Kissen unter Ihr Gesäß und/oder Ihre Knie.

Nun legen Sie Ihre Handflächen aneinander und dann die Daumen auf das Brustbein (Gebetshaltung). Sammeln Sie sich, atmen Sie mehrmals tief ein und aus. Konzentrieren Sie sich auf den Punkt zwischen den Augenbrauen, Ihr drittes Auge, um ablenkende Gedanken abzulegen und Ruhe und Konzentration zu finden.

Im Kundalini-Yoga singt man dazu dreimal ein Mantra: Ong Namo – Guru Dev Namo. Ong Namo bedeutet »Ich begrüße allumfassende Kreativität«, Guru Dev Namo heißt »Ich begrüße unendliche Weisheit«. Guru heißt auch »Weg zum Licht«.

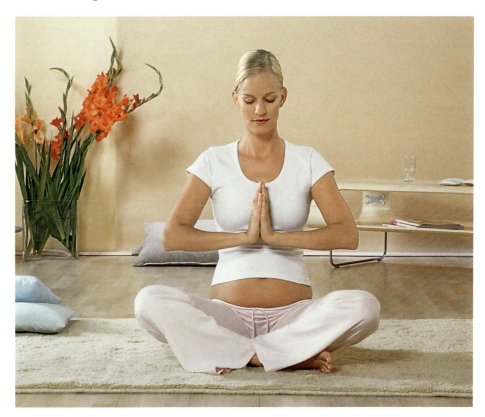

Yoga

Fit und entspannt
mit dem Yoga-Set

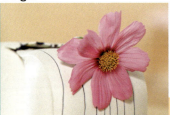

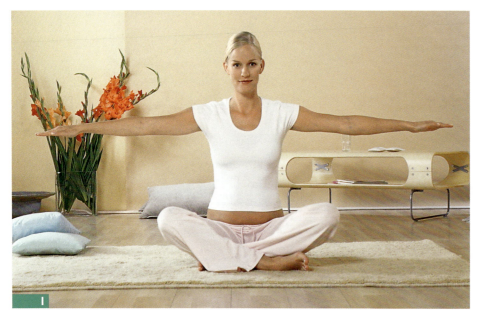

1 Bleiben Sie im Schneidersitz. Strecken Sie Ihre Arme nun seitlich parallel zum Boden aus. Die Handinnenflächen zeigen nach unten. Der Nacken ist lang, die Schultern sind gesenkt. Atmen Sie 3 bis 5 Minuten lang und tief in den Bauch hinein. Konzentrieren Sie sich auf Ihren Atem, wenn die Übung anfängt anstrengend zu werden. Denken Sie »Sat« bei der Einatmung und »Nam« bei der Ausatmung. (»Sat« bedeutet Wahrheit, »Nam« Identität. »Sat Nam« ist die Frage nach der wahren Identität: »Wer bin ich?«.)

Sie können diese Übung auch auf 11 Minuten ausdehnen, um Ihr Durchhaltevermögen (für die Geburt) und Ihre Nervenstärke zu verbessern.

Sie können dabei Musik hören und mitsingen. Dies kann die Übung erleichtern und Sie gewöhnen sich an Ihre Stimme, die Sie eventuell bei der Geburt benutzen wollen.

Legen Sie nun eine kurze Pause zum Nachspüren ein.

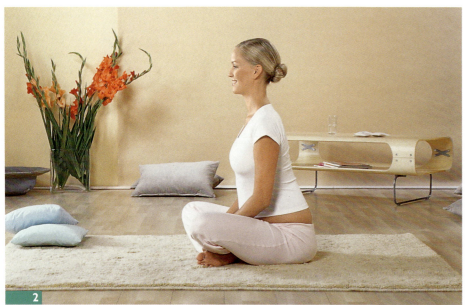

2 Halten Sie sich nun mit Ihren Händen an den Fußgelenken fest. Strecken Sie die Brust bei der Einatmung nach vorn. Arbeiten Sie besonders in der Brustwirbelsäule. Machen Sie den Rücken bei der Ausatmung rund.

1 bis 3 Minuten. Kurze Pause zum Nachspüren!

FITNESS MIT PROGRAMM | 101

3 Legen Sie nun die Fußsohlen aneinander und umfassen Sie mit den Händen Ihre Füße. Beginnen Sie Ihre Knie sanft auf und ab zu federn. Sollten Sie dabei Beschwerden in der Symphyse (Fuge zwischen den Schambeinen) empfinden, legen Sie mehr Betonung auf das Hochziehen der Knie. Atmen Sie lang und tief ein und aus. Massieren Sie anschließend Ihre Oberschenkel. Je 1 Minute. Kurze Pause zum Nachspüren!

Grätschen Sie Ihre Beine angenehm weit auseinander. Umfassen Sie Ihre großen Zehen mit Daumen und Zeigefinger. Sollten Sie nicht an Ihre Füße kommen, dann greifen Sie Ihre Unterschenkel. Atmen Sie ein und richten Sie Ihren Rücken gerade auf. Atmen Sie aus und beugen Sie Ihren Oberkörper nach vorn. 1 bis 3 Minuten. Kurze Pause zum Nachspüren!

Kommen Sie nun in die Bankstellung (siehe Seite 40). Entspannen Sie den Kopf und rollen Sie die Hüften in großen Kreisen. Wechseln Sie dann die Richtung. Je 1 bis 3 Minuten. Pausieren Sie in der Päckchenstellung (siehe Seite 41)! Öffnen Sie Ihre Knie bauchbreit und setzen Sie sich dann auf Ihre Unterschenkel. Legen Sie die Stirn auf den Boden. Die Arme liegen neben dem Körper. 3 bis 5 Minuten.

4 Setzen Sie sich in den Schneidersitz. Die Hände liegen auf den Schultern, die Daumen zeigen nach hinten. Wenn Sie den Oberkörper und den Kopf zur linken Seite drehen, atmen Sie ein. Beim Drehen von Kopf und Oberkörper nach rechts, atmen Sie aus. Kräftig atmen, kräftige Bewegung. 1 Minute. Kurze Pause zum Nachspüren.

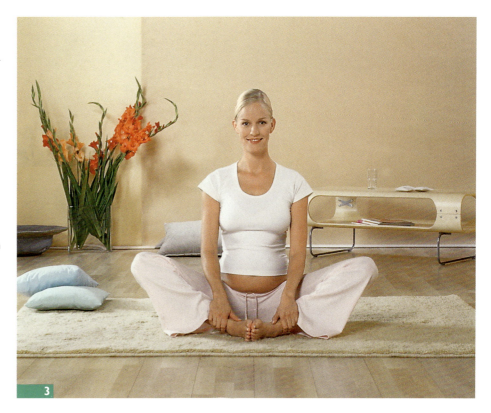

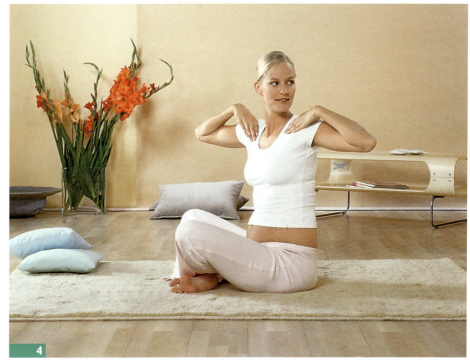

Yoga

Fit und entspannt
mit dem Yoga-Set

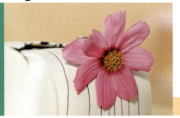

1 Die Hände liegen weiterhin auf den Schultern, die Daumen zeigen nach hinten. Atmen Sie beim Heben der Ellenbogen ein. Wenn Sie die Arme entspannen und nach unten führen, atmen Sie aus. 1 bis 3 Minuten. Kurze Pause zum Nachspüren!

Bringen Sie nun die Handflächen vor der Brust zusammen und pressen Sie sie fest aneinander. Die Schultern bleiben entspannt (siehe Seite 53). Atmen Sie lang und tief ein und aus. 1 bis 3 Minuten. Kurze Pause zum Nachspüren!

2 Sie befinden sich weiterhin im Schneidersitz. Halten Sie Ihre Hände in Gyan Mudra (Zeigefinger und Daumenkuppen liegen aneinander, die anderen Finger sind ausgestreckt) auf Ihren Knien. Atmen Sie in den Beckenboden ein und ziehen Sie ihn beim Ausatmen an, ohne die Bauchmuskeln anzuspannen. 3 Minuten.

3 Legen Sie sich nun entspannt auf die Seite. Stützen Sie Ihre Knie und den Kopf mit einigen Kissen, damit Sie bequem liegen. Entweder hören Sie ruhige Musik oder lauschen einfach nur der Stille des Moments.

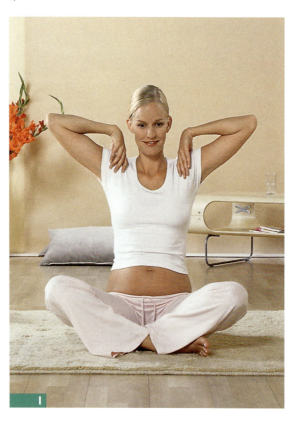

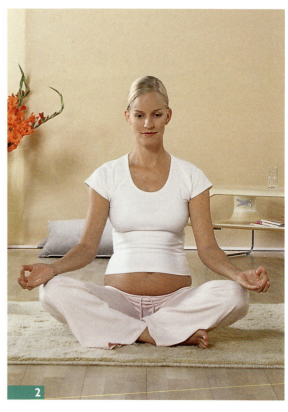

FITNESS MIT PROGRAMM | 03

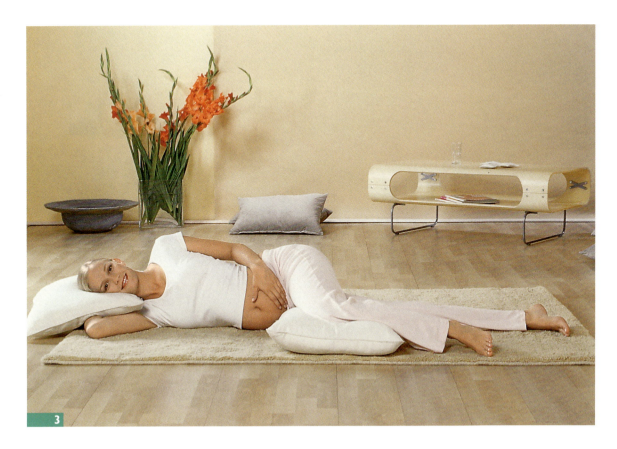

10 bis 15 Minuten. Stellen Sie sich eventuell einen Wecker. Sie lernen sich nach den Körperübungen vollständig und »auf Kommando« zu entspannen. Das hilft Ihnen später die Wehenpausen besser zu nutzen.

Der Abschluss des Yoga-Sets bildet die Meditation. Setzen Sie sich dafür wieder in den Schneidersitz. Legen Sie die Hände entspannt auf Ihre Knie. Es ist Ihnen überlassen, ob Sie sich einfach nur auf Ihren Atem konzentrieren, auf die Flamme einer Kerze blicken oder ein Mantra singen. Wichtig dabei ist sich ganz in sich selbst zu vertiefen. 7 bis 30 Minuten.
Die Meditation ist ein guter Ausgleich zu den Körperübungen und schult die Konzentration. Das hilft Ihnen später beim Geburtsvorgang Ihre Kräfte gezielt einzusetzen.
Das Singen bei der Meditation ist ein wirksames Atemtraining, es unterstützt eine gleichmäßige Ausatmung.

Ausklang

Legen Sie Ihre Hände in Gebetshaltung an das Brustbein (wie bei der Einstimmung Seite 99). Atmen Sie mehrmals tief ein und aus. Singen Sie dann 3-mal »Sat nam«. Das bedeutet »wahre Identität«.

Stimmkraft

Es lohnt sich, besonders in der Zeit vor der Geburt, viel zu singen. Das übt Ihre Stimme und konfrontiert Sie vielleicht auch mit Ihrer Schamgrenze, die Sie dadurch verändern können. Der Mund ist reflektorisch mit dem Beckenboden verbunden. Das Lockern des Beckenbodens während der Wehen können Sie durch die Lockerung von Kiefer und Mundboden unterstützen. Das wiederum gelingt am Besten durch singen oder summen. Trauen Sie sich also!

Bewegung macht beweglich

Mobilisation

Beweglichkeit in der Schwangerschaft

Als Schwangere werden Sie früher oder später das Gefühl haben, nicht mehr richtig beweglich zu sein. Verspannungen haben sich aufgebaut durch langes Sitzen, einseitige Bewegungen und Fehlhaltungen. Sie ermüden dadurch schneller und verspannen noch mehr. Diesen Teufelskreis gilt es zu durchbrechen. Zudem werden mit der veränderten Statik einige Muskeln stärker beansprucht als gewohnt. Das wiederum führt zu Muskelermüdungen und Verkrampfungen. Zum Ende der Schwangerschaft kommen eine eingeschränkte Bewegungsfreiheit und die Trägheit dazu. Halten Sie Ihren Körper mobil. Eine Mischung aus Rückengymnastik und Yogaelementen hat sich dabei bewährt. Zum einen bedarf dies keiner großen Vorbereitung oder Ausstattung und lockert den Alltag auf. Zum anderen bietet diese Art der Aktivität eine gute Möglichkeit eine intime Zeit mit Ihrem ungeborenen Kind zu verbringen.

Das folgende Beweglichkeitsprogramm können Sie problemlos auch im Urlaub, zwischendurch und bis zum letzten Tag der Schwangerschaft ausüben. Wenden Sie es ebenfalls an, wenn Sie nachts nicht schlafen können. Auch nach der Geburt hilft es Ihnen die schlaflosen Nächte und Anspannungen auszugleichen.

Nutzen Sie das Mobilisationsprogramm, um in der Schwangerschaft und in den anstrengenden ersten Wochen mit Baby Luft zu holen und Ihren Körper zu lockern.

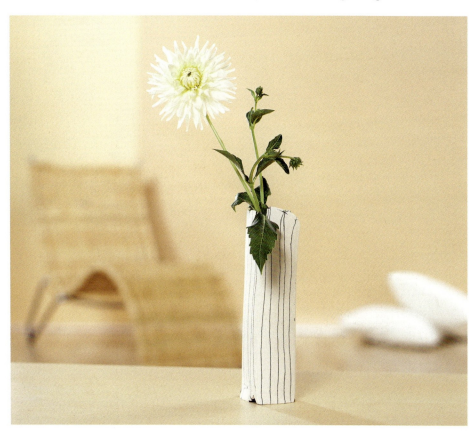

FITNESS MIT PROGRAMM | 05

Für die Beweglichkeit

Mehr Power
durch Sauerstoff

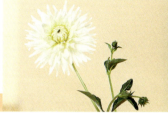

Sauerstoff tanken

Setzen Sie sich in den Schneidersitz und halten Sie die Wirbelsäule in der natürlichen S-Form. Die Handrücken liegen auf den Knien (siehe Seite 102). Daumen und Zeigefinger berühren sich an den Kuppen. Schließen Sie die Augen. Nun atmen Sie lang und tief in den Bauch ein und wieder vollständig aus. Reflektieren Sie in Gedanken Ihren Tag. Werden Sie ruhig und schalten Sie mit der Zeit immer mehr ab.
(3 bis 5 Minuten)

Stoßatmung

Bleiben Sie im Schneidersitz und halten Sie die Wirbelsäule in der natürlichen S-Form. Legen Sie Ihre rechte Hand auf die rechte Schulter, die linke Hand auf die linke Schulter, die Daumen zeigen dabei nach hinten, die anderen Finger nach vorn (siehe Seite 101).
Drehen Sie den gesamten Oberkörper erst zur linken Seite, atmen Sie dort zügig ein und dann zur rechten Seite. Stoßen Sie dort Ihren Atem mit der Nasenatmung wieder aus. Bewegen Sie sich schnell und dynamisch, aber dennoch geführt.
(1 bis 3 Minuten)

Ellenbogen

Bleiben Sie im Schneidersitz und halten Sie die Wirbelsäule in der natürlichen S-Form. Legen Sie Ihre rechte Hand auf die rechte Schulter, die linke Hand auf die linke Schulter, die Daumen zeigen dabei nach hinten, die anderen Finger nach vorn (siehe Seite 102). Kreisen Sie mit den Ellenbogen dynamisch rückwärts.
(3 Minuten)

Kreisen

1 Bleiben Sie im Schneidersitz und halten Sie die Wirbelsäule in der natürlichen S-Form. Legen Sie Ihre Hände auf die Knie. Kreisen Sie mit dem Brustbein fließend nach vorn, zur linken Seite, nach hinten, zur rechten Seite. Nach 3 Minuten kreisen Sie in die andere Richtung.
(je 3 Minuten)

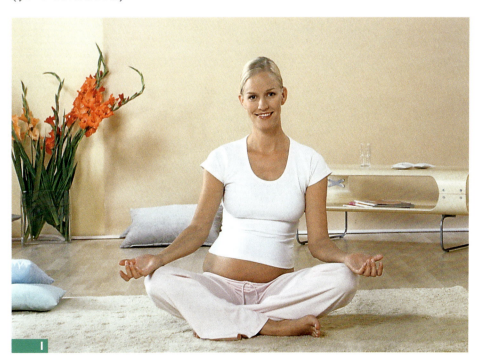

Für die Beweglichkeit

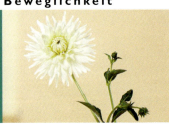

Beweglich bleiben!

Schmetterling

Setzen Sie sich mit dem Gesäß auf den Boden und legen Sie Ihre Fußsohlen aneinander. Halten Sie Ihre Wirbelsäule in der natürlichen S-Form (siehe Seite 100/101). Wippen Sie mit den Knien in Richtung Boden.
(1 bis 3 Minuten)

Katzenbuckel

1 Gehen Sie in die Bankstellung (siehe Seite 40). Machen Sie einen Katzenbuckel, indem Sie erst den Kopf zur Brust neigen, dabei den Rücken rund machen, den Bauch anspannen und das Becken zur Brust kippen.

2 Führen Sie die Gegenbewegung aus. Dazu legen Sie den Kopf in den Nacken, bringen den Rücken in eine geführte Hohlkreuzposition und strecken den Po nach oben. Führen Sie die Bewegung wie eine fortlaufende Welle aus.
(1 bis 3 Minuten)

Schwanzwedeln

Bleiben Sie in der Bankposition. Blicken Sie mit dem Kopf seitlich zum Po. Dabei gehen Schulter und Beckenknochen einer Seite zueinander, die andere Seite wird unterdessen automatisch gedehnt (siehe Seite 59). Ziehen Sie die Seiten abwechselnd ein, so dass eine dynamische Dauerbewegung entsteht.
(1 bis 3 Minuten)

Himmelswinken

In der Bankstellung strecken Sie den rechten Arm unter dem Körper durch in Richtung Decke. Ziehen Sie die Schulter und den Kopf so weit es geht hinterher. Schauen Sie dabei zur Hand. Dann ziehen Sie Arm und Körper wieder zurück. Öffnen Sie nun den rechten Arm auf der rechten Seite lang und weit nach oben. Auch da folgen Schulter und Kopf (siehe Seite 59). Blicken Sie ebenfalls Ihrer Hand hinterher. Verweilen Sie jeweils einen Moment in dieser Position. Wechseln Sie mehrmals die Seite.
(1 bis 3 Minuten)

Klappmesser

Setzen Sie sich mit gegrätschten Beinen auf den Boden (siehe Seite 69). Strecken Sie beide Hände in der Mitte nach vorn. Versuchen Sie langsam und gleichmäßig den Oberkörper und Kopf gerade nach unten zu bringen. Auch eine kleine Bewegung reicht. Diese Übung kann auch mit einem Partner durchgeführt werden. Man sitzt einander so gegenüber, dass die Fußsohlen aneinander liegen. Sie können sich entweder an den Händen anfassen oder zur »Verlängerung der Arme« ein Handtuch zwischen sich halten. Jetzt ziehen Sie abwechselnd und langsam den Oberkörper vor, bis der Gezogene mit seinem Oberkörper nicht weiter nach vorn kommt. Die Arme bleiben lang, die Halswirbelsäule in einer Linie.
(1 bis 3 Minuten)

FITNESS MIT PROGRAMM | 07

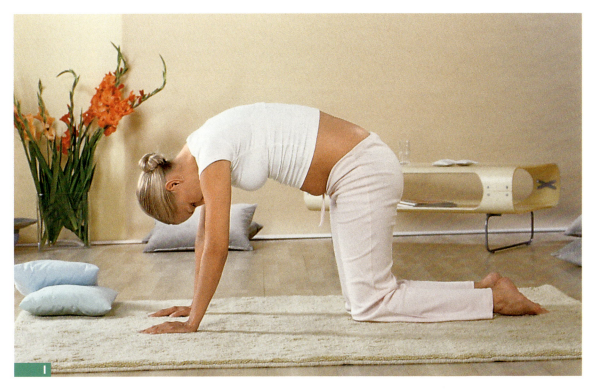

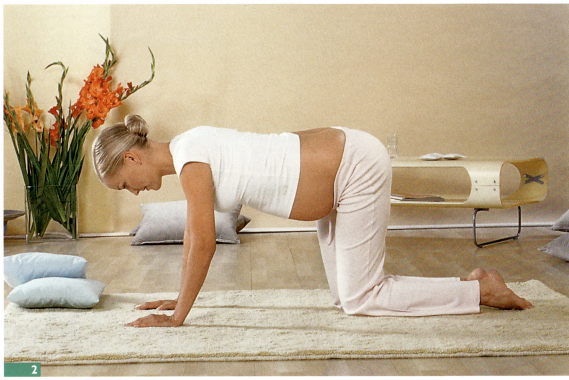

Für die Beweglichkeit

Fit durch Mobilisieren

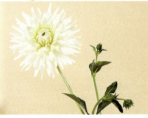

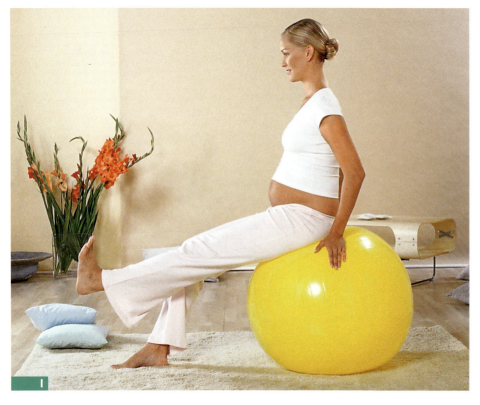

Fußkippen

1 Im Sitzen strecken und heben Sie jeweils ein Bein. Der Fuß wird dabei angezogen. Danach lassen Sie Ihre Füße abwechselnd in beide Richtungen kreisen. Diese Übung ist besonders hilfreich, wenn man viel Wasser in den Beinen abgelagert hat oder müde ist.
(je 1 bis 3 Minuten)

Dehndrehung

In der Rückenlage stellen Sie beide Füße auf (siehe Seite 40/41). Strecken Sie die Arme seitlich mit den Handflächen nach oben auf dem Boden aus. Die Knie legen Sie zu einer Seite ab und drehen den Kopf in die entgegengesetzte Richtung (siehe Seite 67, Übung 2). Achten Sie darauf, dass sich der Schultergürtel die gesamte Zeit auf dem Boden befindet. Bleiben Sie einen Moment in dieser Dehnung, lockern Sie kurz die Muskulatur und führen Sie die Dehnung ein zweites Mal durch. Dann wechseln Sie die Seite.

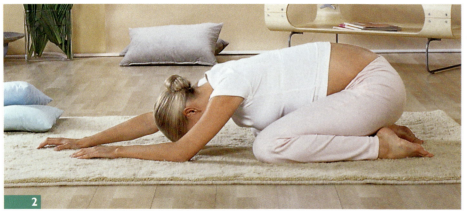

Verneigen

2 Sie befinden sich im Fersensitz (siehe Seite 41) und öffnen die Beine bauchbreit. Legen Sie den Oberkörper auf den Oberschenkeln ab und »krabbeln« Sie mit den Fingern langsam nach vorn, bis Sie eine Dehnung im Rücken und in den Schultern verspüren. Bleiben Sie einen Moment in dieser Position, lockern Sie kurz die Muskulatur und dehnen Sie ein zweites Mal.

FITNESS MIT PROGRAMM | 09

Tiefe Atmung

3 Stellen Sie sich abschließend mit nach oben gerichteten Armen hin. Recken und strecken Sie den ganzen Körper. Beschreiben Sie mit den Armen 3-mal einen weiten Kreis und atmen Sie dabei tief ein und aus. Schütteln Sie abschließend die Arme im großen Bogen vom Kopf abwärts aus.

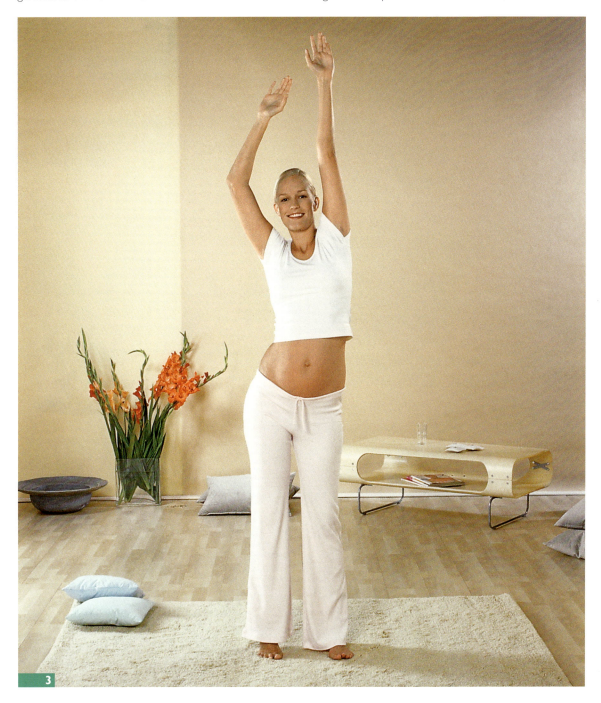

Zur Ruhe kommen

Entspannung

Ausgeglichenheit durch Ruhe

Jede Schwangere hat ein besonderes Recht auf Ruhe. Machen Sie davon Gebrauch! Organisieren Sie sich die Zeit mit Hilfe des Partners, der Familie oder von Freunden. Für jede genutzte Möglichkeit zur Entspannung erhalten Sie die doppelte Power für alle anderen Verpflichtungen. Wer mit sich im Reinen ist, kann sich besonders gut um andere kümmern.

Führen Sie möglichst viele Übungen in Ihrem Alltag durch und behalten Sie das Ziel vor Augen: Ausgeglichenheit und Muße für sich und Ihr Kind. Sie benötigen die Erholung, um neue Kräfte zu sammeln und Vertrauen in Ihre Fähigkeiten zu setzen. Sehen Sie es als Investition mit hoher Rendite.

Eventuell tritt bei dem Ausblenden der Außenreize eine angenehme Müdigkeit, eine leichte Schläfrigkeit und ein willkommenes Gefühl der Schwere und der Wärme auf, das hilft Ihrem Organismus umzuschalten und körperlich und geistig zu regenerieren. Es besteht eine Wechselwirkung zwischen geistiger und körperlicher Entspannung. Wenn Sie unruhig und gestresst sind, verspannen sich Ihre Muskeln. Auf der anderen Seite entsteht durch die Lockerung der Muskulatur eine psychische Beruhigung. An- und Entspannung beeinflussen sich gegenseitig.
Ein Weg zur Entspannung führt über die vorhergehende Anspannung. Trainieren Sie beides ganz bewusst und unter »Beobachtung« Ihres inneren Auges.
Um den Kopf »frei« zu bekommen, überdenken Sie noch einmal den bisherigen Tag.

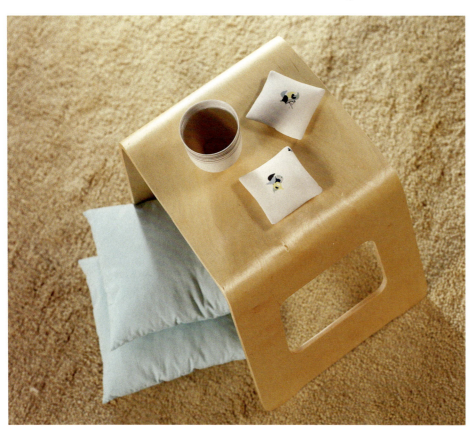

FITNESS MIT PROGRAMM

Körper und Seele
im Einklang

Für die Entspannung

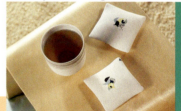

Palmieren – Hände bringen Entspannung

Setzen Sie sich aufrecht und bequem hin. Legen Sie sich ein großes Kissen als Stütze für Ihre Ellenbogen auf den Schoß. Schließen Sie Ihre Augen. Legen Sie entspannt die Hände über die Augen, so dass die Handseiten an beiden Seiten der Nase anliegen und die Finger auf der Stirn ruhen. Dadurch stimulieren Sie »positive Punkte« auf Ihrer Stirn, die zentrieren und beruhigen, also entstressen. Ihre Hände sollten warm sein. Reiben Sie gegebenenfalls Ihre Handinnenflächen aneinander. Üben Sie keinen Druck auf die Augäpfel aus, aber lassen Sie auch kein Licht an die Augen dringen. Atmen Sie regelmäßig durch die Nase.
Führen Sie die Übung so lange durch, bis Sie das Gefühl haben ruhiger zu werden.

Meditation – geistige Entspannung

Setzen Sie sich bequem und aufrecht auf einer Unterlage in den Schneidersitz. Legen Sie die Hände auf den Knien ab (siehe Seite 102, Foto rechts). Atmen Sie ruhig ohne den Atem zu steuern. Hören Sie ruhige, gleichmäßige Musik oder verweilen Sie in der Stille in Ihren Gedanken. Stellen Sie sich gegebenenfalls einen Wecker, damit Sie zwischendurch nicht unruhig werden. Bleiben Sie 5 bis 15 Minuten in dieser Haltung.

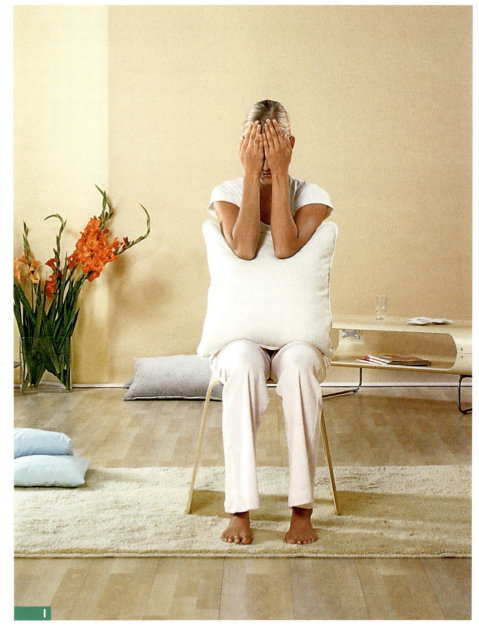

112

Für die Entspannung

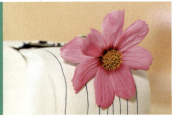

Mit allen Sinnen
entspannen

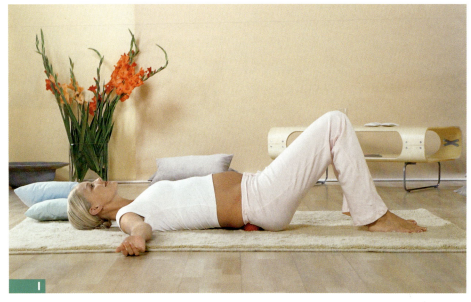

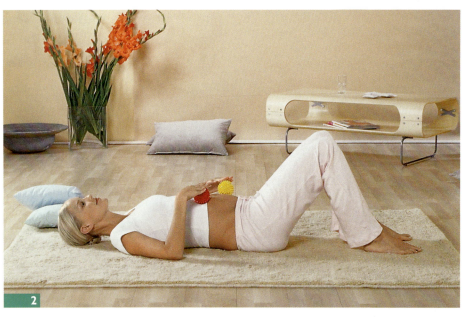

Massage – mit den Sinnen 1

1 Legen Sie sich auf den Rücken und stellen Sie Ihre Beine auf. Legen Sie einen Igelball unter Ihr Kreuzbein. Bewegen Sie sich hin und her, so dass Sie dabei Ihren unteren Rücken massieren.

Massage – mit den Sinnen 2

2 Rollen Sie einen Igelball mit leichtem Druck über Ihren Körper. Die Bewegung erfolgt strahlenförmig vom Herzen weg. Das ist auch eine gute Partnerübung!

Pendeln – eine runde Sache

3 Sie sitzen auf einer bequemen Unterlage und legen die Fußsohlen aneinander. Stabilisieren Sie die Fußhaltung, indem Sie die Hände von außen auf die Füße legen. Machen Sie die Wirbelsäule lang und kippen Sie leicht das Kinn nach unten. Strecken Sie die Brust heraus, aktivieren Sie die Bauch- und Beckenbodenmuskulatur. Ziehen Sie die Schultern nach hinten. Pendeln Sie eine Zeit lang in dieser Position von einer Poseite zur anderen.

FITNESS MIT PROGRAMM | 13

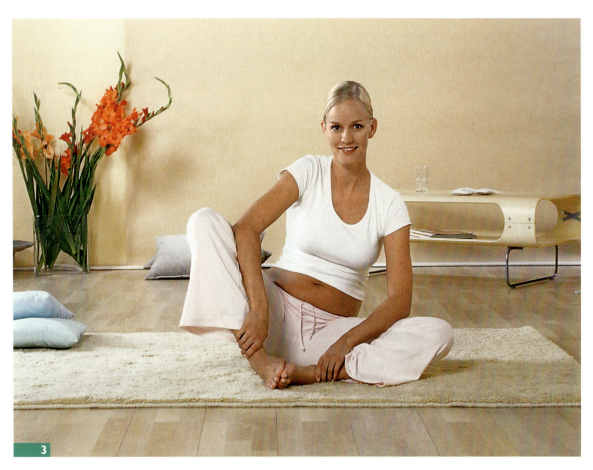

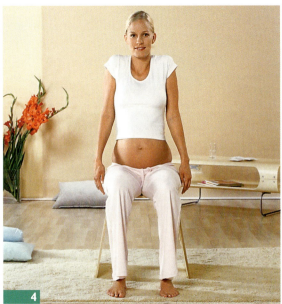

Anspannen – zum Entspannen I

4 Setzen Sie sich auf einen Pezzi-Ball oder einen Stuhl. Ziehen Sie die Schultern hoch und spannen Sie in dieser Position ca. 5 Sekunden die Schultermuskeln an. Dann lösen Sie die Anspannung langsam wieder und lassen die Schultern fallen. Entspannen Sie 10 bis 20 Sekunden die Muskulatur und wiederholen Sie dieses Wechselspiel einige Male.

Für die Entspannung

Entspannung pur

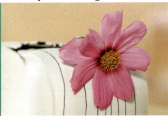

Anspannen – zum Entspannen 2

1 Ziehen Sie die Schulterblätter nach hinten und spannen Sie in dieser Position die Rückenmuskeln für ca. 5 Sekunden an. Dann lösen Sie die Anspannung langsam wieder. Wiederholen Sie dieses Wechselspiel einige Male.

Muskelentspannung – Stück für Stück

Sie sitzen auf einem Ball oder Stuhl. Spannen Sie zunächst den rechten Fuß für 2 bis 4 Sekunden an und entspannen Sie ihn. Danach erfolgt das Anspannen der Muskulatur der rechten Wade, des rechten Oberschenkels und der rechten Gesäßhälfte. Dann geht es weiter mit der linken Seite: dem Fuß, der Wade, dem Oberschenkel und der Gesäßhälfte. »Arbeiten Sie sich weiter hoch bis zum Gesicht«: die Muskulatur immer 2 bis 4 Sekunden anspannen und dann 4 bis 8 Sekunden entspannen. Beobachten Sie mit Ihrem inneren Auge jede An- und Entspannung und spüren Sie nach.

Pause – Zeit zum Luftholen

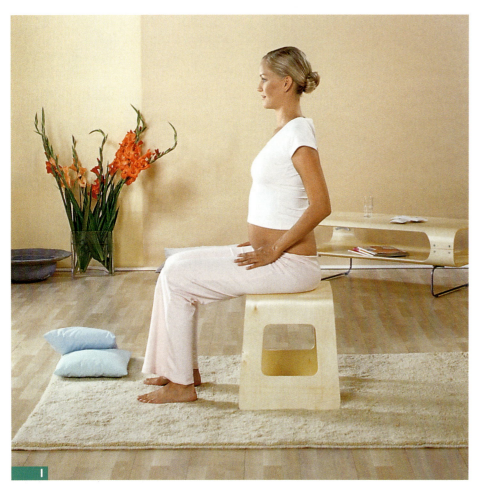

2 Sie sitzen auf einem Stuhl oder Pezzi-Ball und öffnen Ihre Beine. Machen Sie die Wirbelsäule lang und kippen Sie das Kinn leicht nach unten. Strecken Sie die Brust heraus, aktivieren Sie die Bauch- und Beckenbodenmuskulatur und ziehen Sie die Schultern nach hinten. Nun legen Sie Ihre Hände seitlich auf den Bauch, wobei Ihre Fingerspitzen zum Bauchnabel zeigen. Atmen Sie mit geschlossenen Augen langsam durch die Nase in den Bauch ein und fühlen Sie, wie dieser sich dabei ausdehnt. Atmen Sie langsam durch die Nase oder den Mund aus und spüren Sie, wie Ihr Bauch sich wieder zusammenzieht. Wiederholen Sie dieses Wechselspiel ein paar Mal.

FITNESS MIT PROGRAMM | 15

Relaxen – körperliche Entspannung

Legen Sie sich bequem auf die Seite. Nehmen Sie so viele Kissen, wie Sie möchten, unter Ihren Kopf, zwischen oder unter Ihre Knie. Lassen Sie alle Spannung los. Gehen Sie mit Ihren Gedanken ganz bewusst zu jedem Körperteil. Beginnen Sie mit den Zehen und hören Sie bei den Haarwurzeln auf. Spannen Sie jeweils die entsprechende Muskulatur kurz an und lockern Sie sie dann vollständig.

Das Ziel dieser Übung ist es, nichts mehr zu tun – nur noch zu sein.

Fantasiereise – Kraft der Vorstellung

Jetzt sind Sie körperlich gelöst und geistig frei. Nutzen Sie nun Ihre Fantasie und erträumen Sie sich Situationen, die Ihnen ein gutes Gefühl vermitteln. Denken Sie beispielsweise an wärmende Sonnenstrahlen, kühlendes Wasser, lachende Menschen oder den Liebsten an Ihrer Seite.

Aus diesen Bildern entsteht eine ruhige, positive Geschichte. Lassen Sie Ihren Gedanken freien Lauf!

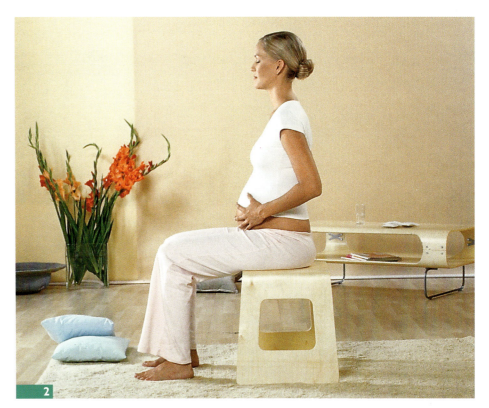

Ausklingen – Füße hoch

3 Suchen Sie sich eine bequeme Sitz- oder Liegemöglichkeit, bei der das Hochlegen der Füße möglich ist (zum Beispiel auf einen Stuhl oder Ball).

Das entlastet die Beine und lindert Rückenschmerzen. Nehmen Sie sich die Zeit, Kontakt zu Ihrem Ungeborenen aufzunehmen. Streicheln Sie Ihren Bauch und reden Sie mit Ihrem Baby.

Legen Sie in Ihrem Alltag so oft es geht zwischendurch die Füße hoch.

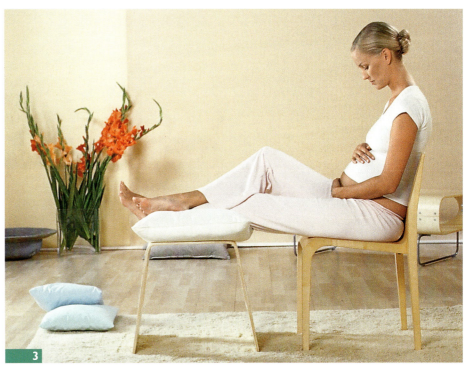

Ein starker Halt

Rücken

Ein kräftiger Rücken

Gleich zu Beginn der Schwangerschaft schüttet der Körper das Hormon Relaxin zur Lockerung der Bänder aus. Das ist wichtig, damit sich die Gebärmutter und ihre Mutterbänder an das Wachstum des Babys anpassen können. Davon beeinflusst sind auch die Bänder, die nicht in direktem Zusammenhang mit der Schwangerschaft und Geburt stehen. Im Rückenbereich betrifft diese ungewollte Veränderung auch Bänder, die die Dreh- und Beugebewegungen dämpfen und unterstützen sollten. Durch diese Bänderschwäche können Rückenschmerzen entstehen, besonders im unteren Bereich der Wirbelsäule. Zusätzlich muss nun der hormonell geschwächte Rücken mit fortschreitender Schwangerschaft immer mehr Kraft aufwenden, um das Gewicht des wachsenden Bauchs auszugleichen und den Körper, trotz des verlagerten Schwerpunkts, aufrecht zu halten. Die Kräftigung der Rückenmuskulatur ist also von zentraler Bedeutung für eine beschwerdefreie Schwangerschaft.

Auch nach der Geburt wird der Rücken durch das Tragen des Babys stark beansprucht. Beim Stillen treten häufig Verspannungen im Nacken und Rücken auf. Eine gut ausgebildete Muskulatur und deren regelmäßiges Training trägt entscheidend zum Wohlbefinden bei.

Dieses spezielle Rückenprogramm ist eine Zusammenstellung von Übungen, die Sie bereits im vorderen Teil des Buches kennen gelernt haben. Sie kräftigen alle Muskeln, die für eine gute Aufrichtung sorgen. Wenn Sie die Übungen regelmäßig ausführen, werden die Muskeln allen Aufgaben in der Schwangerschaft gewachsen sein. Auch die Mobilisation der Rückenmuskulatur wird aktiviert und somit Verspannungsschmerzen entgegengewirkt.

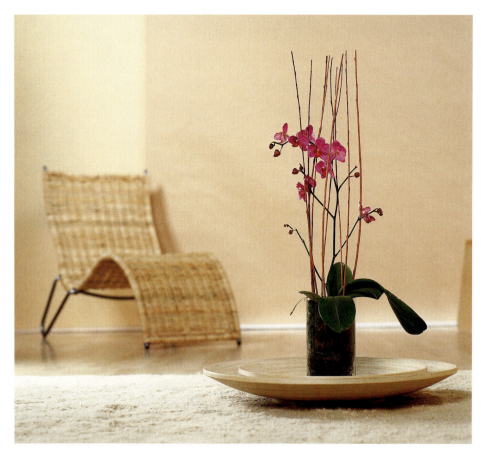

FITNESS MIT PROGRAMM | 117

Für den
Rücken

Übersicht: Rücken

Im Sitzen

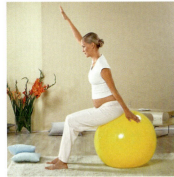

Kräftigung des Rückens (S. 46)

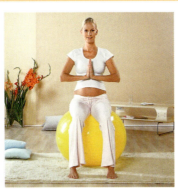

Kräftigung der Brust (S. 53)

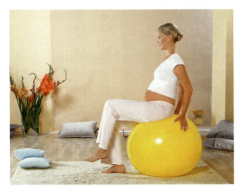

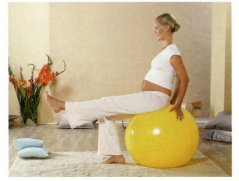

Kräftigung des vorderen Oberschenkels und des Hüftbeugers (S. 62)

In der Rückenlage

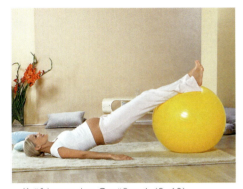

Kräftigung des Gesäßes 1 (S. 60)

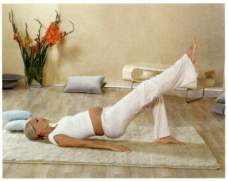

Kräftigung des Gesäßes 2 (S. 61)

In der Bankstellung

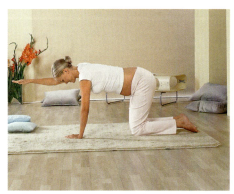
Kräftigung des Rückens (S. 46)

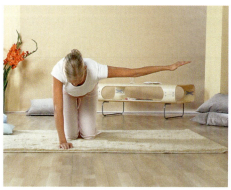
Kräftigung des Rückens 2 (S. 47)

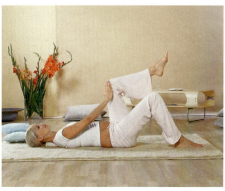
Aktivierung des Bauchs 1 (S. 58)

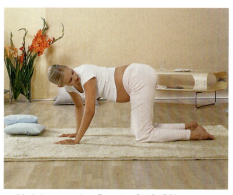
Aktivierung des Bauchs 2 (S. 59)

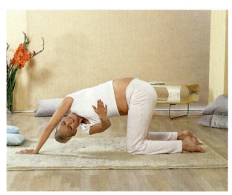
Aktivierung des Bauchs 3 (S. 59)

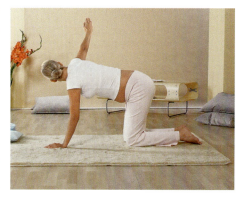

FITNESS MIT PROGRAMM | 19

Im Stand, Kniestand oder Fersensitz

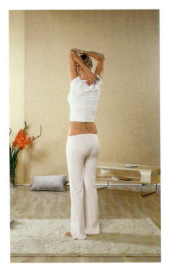
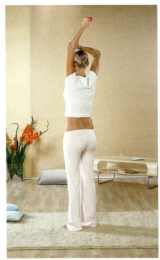

Kräftigung des Armstreckers (S. 55)

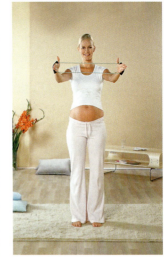

Kräftigung des Schultergürtels 1 (S. 48)

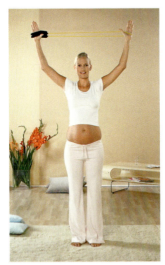
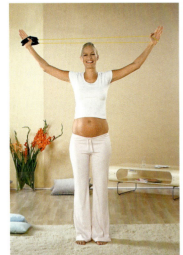

Kräftigung des Schultergürtels 2 (S. 49)

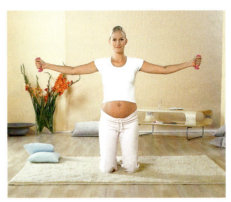

Kräftigung des Schultergürtels 3 (S. 51)

Muskeln mit Köpfchen

Workout

Trainieren Sie alle Muskeln, die Ihnen zur Unterstützung des optimalen Schwangerschaftsverlaufs oder bei der Linderung von Schmerzen helfen. Finden Sie ein Mittelmaß zwischen Nutzen und Übereifer. Verzichten Sie auf Krafttraining, bei dem die Muskulatur starr angespannt wird (isometrische Übungen), da dabei das Blut aus dem Körperzentrum, also weg vom Fötus, getrieben wird.

Die erhöhte Sauerstoffversorgung des Blutes steigert die Leistungsfähigkeit der Muskeln und die Gelenke werden geschmeidig. Wie Sie sich aufwärmen, hängt von Ihren Vorlieben und Möglichkeiten ab, es sollte sich aber um Bewegungen des ganzen Körpers handeln. Sinnvoll sind 15 bis 20 Minuten Walken, Fahrradfahren, Schwimmen oder Ähnliches.

Aufwärmphase

Nehmen Sie sich Zeit für die Aufwärmphase und berücksichtigen Sie die gesamte Muskulatur. Der Kreislauf kann sich so allmählich an die höhere Belastung gewöhnen.

Kräftigungsphase

Lockern Sie die Muskulatur zwischen allen Übungen durch schnelles Gehen und Ausschütteln des Körpers. Korrigieren Sie immer wieder Ihre Haltung und achten Sie beim Üben auf eine genaue Ausführung. Wiederholen Sie jede Übung etwa 10-mal pro Seite, legen Sie eine kurze Pause ein und wiederholen Sie dann jede Übung weitere 10-mal je Seite.

Abkühlphase

Die Abkühlphase dauert etwa so lange wie die Aufwärmphase. Der Körper gelangt von der höheren Körpertemperatur und der gesteigerten Herz- und Atemfrequenz in den normalen Zustand. Bewegen Sie weiterhin die Arme und Beine, damit sich wenig Blut und Flüssigkeit in den Extremitäten ansammelt. Dehnen Sie jetzt Ihre Muskulatur wie ab Seite 66 beschrieben.

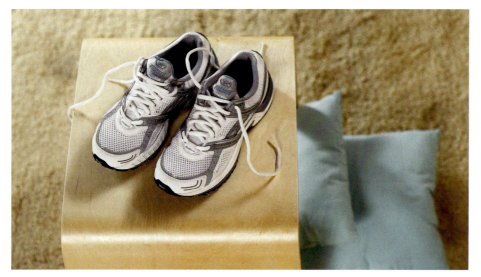

FITNESS MIT PROGRAMM 121

Die Muskeln kräftigen

Übersicht: Kräftigung

Mit Hanteln

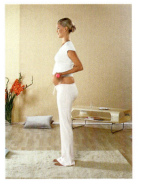
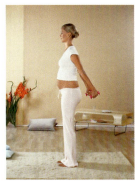

Kräftigung des Armstreckers 1 (S. 54)

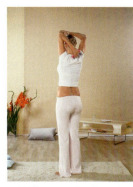
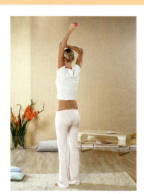

Kräftigung des Armstreckers 2 (S. 55)

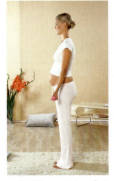
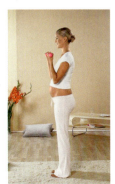
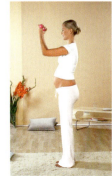

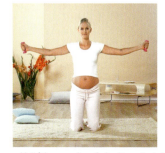

Kräftigung des Schultergürtels 1 (S. 50, 51)

Kräftigung des Schultergürtels 2 (S. 51)

Mit dem langen Gummi-Band

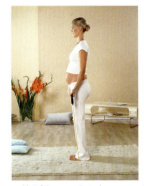
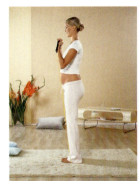
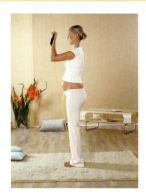

Kräftigung der Arme und der Brust (S. 56, 57)

Mit dem Pezzi-Ball

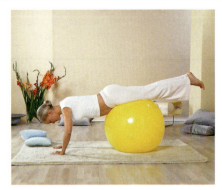

Kräftigung der Brust (S. 52)

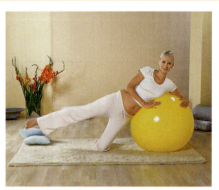

Kräftigung der Beinabspreizer (S. 64)

Ohne Zusatzgerät

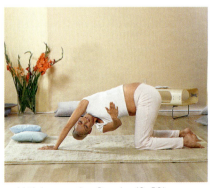

Aktivierung des Bauchs (S. 59)

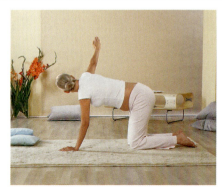

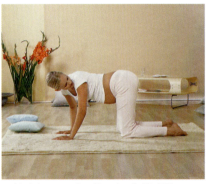

Aktivierung des Bauchs 2 (S. 59)

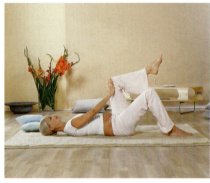

Aktivierung des Bauchs 3 (S. 58)

FITNESS MIT PROGRAMM | 23

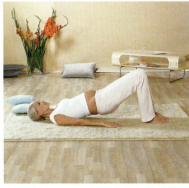
Kräftigung des Gesäßes 1 (S. 60)

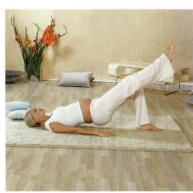
Kräftigung des Gesäßes 2 (S. 61)

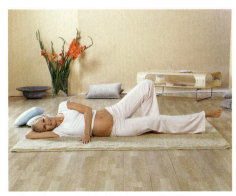
Kräftigung der Adduktoren (S. 63)

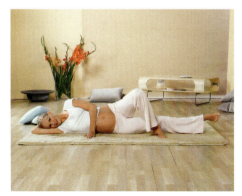

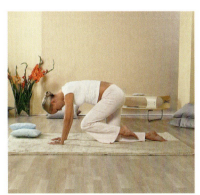
Aktivierung des Rückens (S. 47)

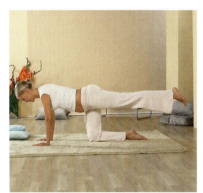

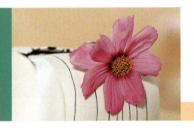

Begriffserklärungen

Diese Begriffe hören Sie häufig bei Ihrem Frauenarzt oder bei der Gymnastik für Schwangere. Auch in unserem Buch kommen einige davon vor.

Atemfrequenz	Anzahl der Ein- und Ausatmung pro Minute
Dehydration	Entwässerung des Körpers, zum Beispiel durch zu wenig Aufnahme von Flüssigkeit
Dynamisch	schwungvoll
Embryo	Baby in der Gebärmutter in den ersten drei Monaten der Schwangerschaft
Fötus	Baby nach dem dritten Monat der Schwangerschaft bis zur Geburt
Fundus	Oberkante der Gebärmutter
Harninkontinenz	Unfähigkeit Urin vollständig zu halten
Herzminutenvolumen	Kapazität des Herzens eine bestimmte Menge Blut pro Minute durch den Körper zu pumpen
High-Impact	beide Füße verlassen beim Sport den Boden
Hormone	vom menschlichen Organismus gebildete körpereigene Wirkstoffe
Hyperlordose	überstrecktes Hohlkreuz
Laktat	Stoffwechselprodukt, das Muskelkater verursacht
Low-Impact	ein Fuß bleibt beim Sport ständig am Boden
Muskeltonus	Grundspannung der Muskulatur
Muskuläre Dysbalance	muskuläres Ungleichgewicht im Körper
Ödem	Wassereinlagerung
Ovarien	Eierstöcke
Progesteron	Gelbkörperhormon (pro Gestation = für Schwangerschaft)
Relaxin	Hormon, das das Gewebe auflockert
Rektusdiastase	Auseinanderweichen der geraden Bauchmuskeln
Sauerstoffaufnahmefähigkeit	Fähigkeit des Blutes eine bestimmte Menge Sauerstoff aufzunehmen
Schwangerschaftsanämie	Eisenmangel, der durch die Schwangerschaft entstanden ist
Statische Übung	Übung, bei der die arbeitenden Muskeln in einer Position verharren
Symphyse	Fuge zwischen den Schambeinen
Trimenon	Schwangerschaftsdrittel
Uterus	Gebärmutter
Varizen	Krampfadern
Vena Cava	Hohlvene
Vena-Cava-Kompressionssyndrom	Blutstau in der Hohlvene

Register

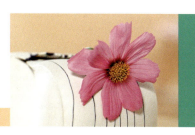

Abkühlphase 120
Aerobic 24, 47
Afterschließmuskel 21
Alkohol 32
Arm- und Brustmuskulatur 92
Arme (Übungen) 54 ff.
Atemreserve 15
Atemvolumen 15
Aufwärmphase 120
Ausdauertraining, leichtes 15

Baby-Blues 83
Bankstellung 40
Bauch (Übungen) 58 f.
Bauchmuskeln, gerade 92
Bauchmuskulatur 19
Beckenausgang, knöcherner 20
Beckenboden 20, 22, 42, 85
Beckenboden, Top-Übungen 43 ff.
Beckenboden, Training des 86
Beckenbodenmuskulatur 21, 36
Beckenboden-Power 43
Beckenbodenschicht, äußere 21
Beckenbodentraining 86 ff.
Beine trainieren (Übungen) 64

Beine (Übungen) 62 ff.
Belastungsgrenze 25
Beweglich bleiben (Übungen) 106
– Himmelswinken 106
– Katzenbuckel 106
– Klappmesser 106
– Schmetterling 106
– Schwanzwedeln 106
Bewegung 16, 104
Blutdruck 14
Blutstauungen 38
Brust (Übungen) 52 f.

Calcium 16, 31

Dehnungen (Übungen) 67 ff.

Eisen 16, 31
Eiweiß 31
Entspannen (Übungen) 112
– Anspannen 112
– Massage 112
– Pendeln 112
Entspannung 110 ff.
Ernährung 30

Fahrradfahren 27
Fersensitz 41
Figur 82
Frühschwangerschaft 12
Fußstellung, parallele 39

Gebärmutter 19, 21
Geburt 13
Geburt, direkt danach (Übungen) 87 ff.
Gelbkörperhormon 17
Gewicht 30, 33

Herz 14
Herz-Kreislauf-System 14
Hormonspiegel, veränderter 66

Jod 31
Joggen 28

Kalorienbedarf 30
Kniestand 41
Kohlenhydrate 31
Körperhaltung 36

Magnesium 16
Mangelerscheinungen 31
Meditation 111
Mobilisation 104 ff.
Muskelkräftigung 42

Nährstoffe 31
NIA Technique 27
Nikotin 32

Ödeme 16

Päckchenstellung 41
Palmieren 111

Po (Übungen) 60 f.
Pressatmung 38
Progesteron 17

Relaxin 17, 19
Risikoschwangerschaften 23
Rückbildung 84 ff.
Rücken – ein starker Halt (Übungen) 116 ff.
Rücken (Übungen) 46 ff., 116 ff.
Rückenlage mit aufgestellten Füßen 40
Rückenprogramm 116 ff.

Sauerstoff 15
Schultern (Übungen) 48 ff.
Schwangeren-Yoga 98
Schwangerschaft und Training 24
Schwangerschaft, Veränderungen 10
Schwangerschaftsanämie 16
Schwangerschaftsbeschwerden 17
Seitenlage 41
Sitzen mit Zusatzgerät 41
Skifahren 28
Spätschwangerschaft 12
Stand 40
Stehen, aufrechtes 39
Stillen 80

Stimmungsschwankungen 12
Stoffwechselprodukte 18

Talk-Test 25
Toxoplasmose-Gefahr 32

U-Muskel 21
Unterarmstütze 40
Uterus 19

Vena-Cava-Syndrom 38
Verantwortung 80
Vitamin B_6, B_{12} 31
Vitamin C 31
Vitamine 16

Walking 26
Wassereinlagerungen 16, 18, 26
Wasserhaushalt 16
Wasserrückfluss 16
Wochenbett 13
Workout 120 ff.

Yoga 28, 98
Yoga-Set 99 ff.

Zink 16

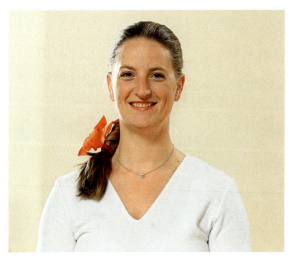 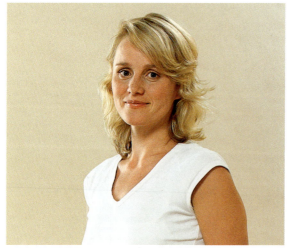

Die Autorinnen

Miriam Wessels
E-Mail: nia@nia-nia.de

1970 geboren, verheiratet, fünf Kinder, Diplom-Sportwissenschaftlerin, körperorientierte Gestalttherapeutin (IGTC), NIA-Technique-black-belt-Lehrerin, DTB-Kursleiterin für Beckenbodentraining und Schwangerschaftsgymnastik, seit 2002 Leitung des ganzheitlichen Fitness-Studios »Bewegungsraum«

Heike Oellerich
E-Mail: h.oellerich@web.de

1972 geboren, 1 Kind, beim Schreiben dieses Buchs zum zweiten Mal schwanger
Organisatorin, Administratorin und Projektleiterin, Autorin von Fachartikeln und Referaten, Erarbeitung von Konzepten zu sportwissenschaftlichen Themen und zur Ernährung

---

Literaturnachweis

Appel-Schiefer, Marion: Bodytrainer Schwangerschaft, Rowohlt 1998
Balaskas, Janet: Yoga für werdende Mütter, Kösel 1995
Cantieni, Benita: Tiger Feeling, Südwest Verlag, München 2003
Delavier, Frederic: Muskel Guide speziell für Frauen, blv, München 2003
Dix, Carol: Eigentlich sollte ich glücklich sein, Kreuz, Zürich 1998
Gottschall, Christina; Heilig, Sabine; Braun, Alexander: 9 Monate aktiv und fit, blv, München 1998
Häfelinger, Ulla: Gymnastik für den Beckenboden, Meyer & Meyer Verlag, Aachen 1999
Höfler, Heike: Schwangerschaftsgymnastik, blv, München 2002

Höfler, Heike: Beckenbodengymnastik, blv, München 2003
Lothrop, Hanny: Das Stillbuch, Kösel Verlag, München 2001
Murphy, Samantha: Lauf Guide speziell für Frauen, blv, München 2004
Regelin, Petra; Mommert-Jauch, Petra: Nordic Walking, blv, München 2004
Rhyner, Hans: Richtig Yoga, blv, München 2004
Singh, Satya: Das Kundalini Yoga Handbuch für Gesundheit von Körper, Geist und Seele, Heyne Verlag, München 2000
Stadelmann, Ingeborg: Die Hebammensprechstunde, Kösel, Kempten 1999
www.zitate.de

IMPRESSUM | 27

Danksagung

Wir danken Elisabeth Schaffer, Gauting bei München, für die Bereitstellung von Keramikgegenständen für die Fotoproduktion.

Wir bedanken uns weiterhin bei der Firma Habermaaß GmbH für die Bereitstellung von Spielsachen.

Habermaaß GmbH
August-Grosch-Str. 28–38
96476 Bad Rodach

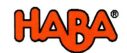

Wir bedanken uns außerdem ganz herzlich bei dem Hersteller Venice Beach c/o ten east pr media events für die freundliche Unterstützung und die Einkleidung unseres Models.

Venice Beach
Friesenweg 2 a
22763 Hamburg
Tel: 040 89 720
Internet: www.venice-beach.com

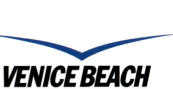

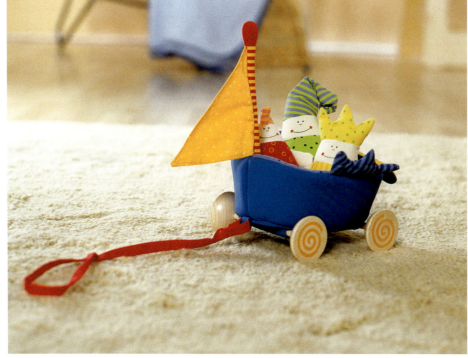

Bibliographische Information der Deutschen Bibliothek

Die Deutsche Bibliothek verzeichnet diese Publikation in der Deutschen Nationalbibliographie; detaillierte bibliographische Daten sind im Internet über http://dnb.ddb.de abrufbar.

Hinweis
Das vorliegende Buch wurde sorgfältig erarbeitet. Dennoch erfolgen alle Angaben ohne Gewähr. Weder Autorinnen noch Verlag können für eventuelle Nachteile oder Schäden, die aus den im Buch vorgestellten Informationen resultieren, eine Haftung übernehmen.

BLV Buchverlag GmbH & Co. KG
80797 München

© 2005 BLV Buchverlag GmbH & Co. KG, München

Das Werk einschließlich aller seiner Teile ist urheberrechtlich geschützt. Jede Verwertung außerhalb der engen Grenzen des Urheberrechtsgesetzes ist ohne Zustimmung des Verlags unzulässig und strafbar. Das gilt insbesondere für Vervielfältigungen, Übersetzungen, Mikroverfilmungen und die Einspeicherung und Verarbeitung in elektronischen Systemen.

Umschlaggestaltung: Joko Sander Werbeagentur, München
Umschlagfotos: Antje Anders
Fotos: Antje Anders
Lektorat: Manuela Stern
Herstellung: Angelika Tröger
Layoutkonzept: fuchs_design, Riemerling
Satz und Layout: Uhl + Massopust, Aalen

Gedruckt auf chlorfrei gebleichtem Papier

Printed in Germany • ISBN 3-405-16798-1

Damit Sie in Bestform kommen!

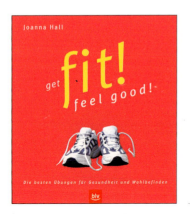

Joanna Hall
Get fit! Feel good!
Gesundheit und Wohlbefinden für Körper, Geist und Seele: effektive Übungen für jeden Fitness-Level und Tipps für mehr Bewegung im Alltag; mit Rezepten für Menüs und Snacks.
ISBN 3-405-16656-X

Petra Regelin / Petra Mommert-Jauch
Nordic Walking – aber richtig!
Die Wirkung auf Körper und Psyche, Ausrüstung, richtige Technik durch Körperwahrnehmung, Fehleranalyse; Training für die Gesundheit, zur Gewichtsreduktion, Leistungssteigerung, Entspannung und bei körperlichen Einschränkungen.
ISBN 3-405-16720-5

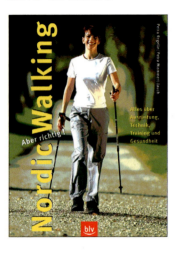

Heike Höfler
Training für den Beckenboden
Das starke Lebensgefühl – mehr Energie aus der Körpermitte: Übungen zur Stärkung der Beckenbodenmuskulatur; Wirkung auf Körper, Psyche und Selbstbewusstsein.
ISBN 3-405-16787-6

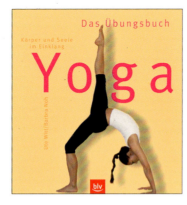

Ute Witt / Barbra Noh
Yoga – Das Übungsbuch
Die besten Übungen der verschiedenen Yoga-Ausrichtungen: Grundlagen, Geschichte, Atmung, Meditation; rund 70 Asanas (Körperhaltungen).
ISBN 3-405-16726-4

Dr. Antje Materna / Rimbert Westerkamp
Rücken – fit und schmerzfrei!
Medizinische Grundlagen; Programme zum Dehnen, Mobilisieren, Kräftigen und Entspannen; Übungen für Kinder, Senioren und Schwangere.
ISBN 3-405-16494-X

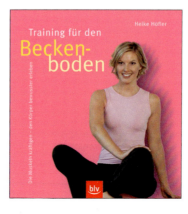

Uschi Moriabadi
Pilates – Das Übungsbuch
Der aktuelle Fitness-Trend mit Übungen für jedes Alter und jede Leistungsstufe; die »Magischen Fünf«: ausgewählte Übungen für den Rücken, das Training am Morgen und am Abend, für Einsteiger und für Fortgeschrittene.
ISBN 3-405-16731-0

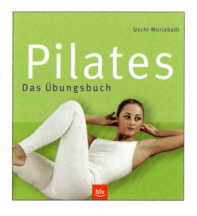

Monika Kaiblinger-Ickert / Ludmilla Schuhbauer
Bauchtanz – Harmonie und Sinnlichkeit
Bauchtanz-Grundkurs mit CD zum Üben: Grundprinzipien des Orientalischen Tanzes; die wichtigsten Schritte, Bewegungsfolgen und Basis-Kombinationen in 10 Übungen.
ISBN 3-405-16799-X

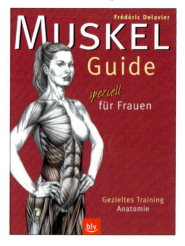

Frédéric Delavier
Muskel-Guide speziell für Frauen
Bodystyling speziell für Frauen: gezieltes Muskeltraining für Bauch, Beine, Po und Rücken; weibliche Anatomie und Muskelfunktionen; alle Übungen mit einzigartig präzisen anatomischen Zeichnungen.
ISBN 3-405-16614-4

Im BLV Verlag finden Sie Bücher zu den Themen: Garten und Zimmerpflanzen • Natur • Heimtiere • Jagd und Angeln • Pferde und Reiten • Sport und Fitness • Wandern und Alpinismus • Essen und Trinken

 Ausführliche Informationen erhalten Sie bei:
BLV Verlagsgesellschaft mbH • Postfach 40 03 20 • 80703 München
Tel. 089 / 12705-0 • Fax 089 / 12705-543 • http://www.blv.de